“你应该知道的医学常识”大型医学知识普及系列

总主编　舒志军
周　铭
主　编　钟　薏

明明白白看肿瘤

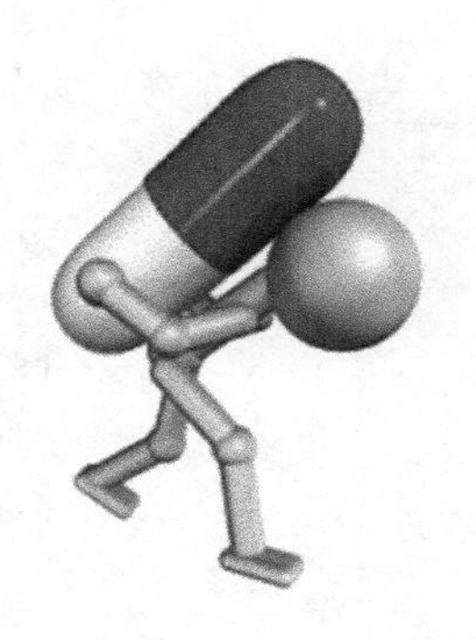

科学出版社
北　京

内 容 简 介

本书选取了肺癌、胃癌、肠癌、甲状腺癌、乳腺癌、肝癌、卵巢癌、前列腺癌、胰腺癌9种肿瘤，各为一章，以一临床常见病例引入，通过对此病例的剖析引出与该肿瘤相关的解剖学知识和疾病知识，从检查与诊断、治疗、预后与护理、中医知识等方面进行阐述。本书内容丰富，深入浅出，通俗易懂，有较强的指导性和实用性。

本书适合肿瘤患者及其家属阅读，也可供临床医护人员、医学生参考使用。

图书在版编目（CIP）数据

明明白白看肿瘤 / 钟薏主编.—北京：科学出版社，2018.1

（"你应该知道的医学常识"大型医学知识普及系列 / 舒志军，周铭主编）

ISBN 978-7-03-054913-6

Ⅰ. ①明… Ⅱ. ①钟… Ⅲ. ①肿瘤–诊疗–问题解答 Ⅳ. ①R73-44

中国版本图书馆CIP数据核字（2017）第257789号

责任编辑：闵 捷 叶成杰

责任印制：谭宏宇 / 封面设计：殷 靓

科学出版社 出版

北京东黄城根北街16号

邮政编码：100717

http：//www.sciencep.com

南京展望文化发展有限公司排版

北京虎彩文化传播有限公司印刷

科学出版社发行 各地新华书店经销

*

2018年1月第 一 版 开本：A5（890×1240）

2019年11月第五次印刷 印张：4 1/2

字数：115 000

定价：20.00 元

（如有印装质量问题，我社负责调换）

“你应该知道的医学常识”大型医学知识普及系列总编委会

《明明白白看肿瘤》编委会

主　编

钟　薏

编　委

（按姓氏笔画排序）

付淑娟　吕俊强　杨　蕴　吴婷婷

周张杰　钟　薏　夏晓婷　蒋海燕

丛书序

我院的中西医结合工作开始于20世纪50年代，兴旺于60年代，发展于80年代，初成于90年代，1994年我院正式被上海市卫生局命名为"上海市中西医结合医院"。如今，上海市中西医结合医院已发展成为一所具有明显特色的三级甲等中西医结合医院、上海中医药大学附属医院。从上海公共租界工部局巡捕医院开始，到如今"精、融、创、和"医院精神的秉持，八十几载传承中，中西医结合人始终将"业贯中西、博采众长、特色创新、精诚奉献"的理念作为自己的服务宗旨。

提倡中西医并重、弘扬中西医文化、普及中医药知识一直是中西医结合人不懈努力的内容，科普读物的编写也是这一内容的重要组成部分。医学科普读物是拉近医护工作者和患者距离的有力工具，通过深入浅出、平实易懂的文字，能够让人们更好地了解医学、理解医生，也能使医生和患者之间的沟通更加顺畅。

本院相关科室医护工作者积极编写了"你应该知道的医学常识"大型医学知识普及系列，通过临床鲜活的病例介绍和医生丰富的经验记录，强调突出中西医结合诊断及治疗特色，着眼于人们的实际需求，为人们提供更具参考性、更为通俗易懂的医学知识，提高人们对医学科学知识的了解。此次"你应该知道的医学常识"大型医学知识普及系列的编写，也是我院在常见病患者及普通人群健康管理方面所做的一次努力。

我相信，对于患者、健康关注者还是临床医护人员，这都是一套值得阅读的好书！

上海中医药大学附属上海市中西医结合医院院长

2016 年 11 月

前言

提起肿瘤，人们的内心往往是恐惧的。因为对肿瘤本身的认识不足，人们在得了肿瘤后，大多是盲目无助的，有的耽误了病情，有的失治误治，也有的受骗上当，这其中一部分是因医学知识普及不够造成的。编写本书的目的就是尽肿瘤科医生之力，传递中西医肿瘤诊治和调护的相关知识，以使患者及其家属能够进行科学的救治和家庭调护，而不再对肿瘤一无所知或者被一些不正确的观念所误导。因此，本书内容不仅适合肿瘤患者及其家属阅读，也适合普通人群关注了解。

本书从肿瘤患者治疗时面临的三大问题，肿瘤患者体质及康复期患者膏方推荐，常见肿瘤解剖学相关知识、知识问答等方面一一作了介绍，使读者对疾病有个整体的认识，在今后就医或者家庭护理中树立正确的疾病观念，积极配合医生治疗，共同对抗肿瘤。本书在每章后还列举了具有中医特色的食疗方，供读者在平时的饮食调护中参考、使用。因食疗方是在中医辨证基础上列举的，所以读者若有兴趣选用书中食疗方进行家庭调护，建议在专业医生指导下进行。此外，日常护理的注意事项可以让患者明白在日常生活中哪些行为对疾病的治疗是有益的，哪些行为是需要避免的，这可以避免患者在不知情的情况下对自身或者他人造成损害。

对于编撰本书，首先感谢广大患者给了我们编写此书的动力；其次感谢上海中医药大学附属上海市中西医结合医院对于本书出版的关心与鼓励，最重要的是感谢科室的同事们，在繁重的临床工作之余完成书稿实属不易；最后感谢参与编写本书所有工作人员。

本书若有疏漏不当之处，望广大读者批评和指正，我们一定认真听取意见并作修改,以使本书更加完善。

主编

2016 年 6 月

目 录

第一章　绪　论

第一节　肿瘤患者治疗时面临的三大问题（中医角度）

中医药抗肿瘤历史悠久，在古代就对肿瘤已经有了相当程度的认识，远在殷墟甲骨文就有“瘤”的记载。除中药汤剂外，中医还有膏方、针灸、敷贴、耳穴、五行音乐情志疗法等多种治疗手段，其中具有特色的是针灸和穴位疗法。在临床实践中我们发现，肿瘤患者中常见的腹胀、呃逆、恶心、呕吐、疼痛都可以选用针灸疗法，针灸科医生根据辨证选择适当的穴位进行针刺、艾灸或是药物穴位注射，可以取得良好的效果。

目前肿瘤患者普遍存在的对中医的认识误区：许多患者认为只有在西医疗法都无效的时候，才会考虑中医药治疗。这是错误的，中医药的作用是贯穿于肿瘤患者的整个诊治过程中的，甚至对于健康人群在没有发现肿瘤时也可以积极使用中医药进行调理。“水能载舟、亦能覆舟”，方药的功效不是一成不变的，使用剂量不同、组方配伍不同，患者体质不同，功效也有很大差异。中医讲究因时、因地，尤其因人制宜，因此在使用中医药治疗过程中需密切随访，临床医生根据患者体质的变化适时调整治疗方案，做到个体化治疗，才能取得更好的疗效。

大多数肿瘤患者共同面临着情绪问题、癌痛问题、放化疗后相关问题，本节将对这三大问题以及中医处理这些问题的观念进行介绍。

一、肿瘤情志病

1. 概述　肿瘤情志病是指由肿瘤诊断、治疗及其并发症等导致患者失去个人精神常态的情绪病理反应。肿瘤相关性抑郁症是恶性肿瘤患者最常见的肿瘤情志病，它严重影响患者的疗效、预后以及生活质量。

2. 发病率　有流行病学调查表明，我国人群中抑郁症状的发生率为15.1%～22.5%，但是恶性肿瘤患者中，焦虑症和抑郁症的发病率可分别高达45%、48%。

3. 中医对肿瘤相关性抑郁症的认识　肿瘤相关性抑郁症归属于中医学“郁证”的范畴，郁证是指外感六淫、内伤七情、饮食失节等各种致病因素，造成脏腑功能紊乱、气血津液运行失常，结聚而不得发越的一系列证候之总括。其中，与肿瘤相关性抑郁症关系密切的情志之郁，病因总属七情过极，导致气机郁滞、脏腑功能失常而发病。

中医学中，大多数的医家认为，郁证的病位在“肝”，普遍认为郁证的病因病机是：情志失调、肝气郁结。中医学认为，肝主疏泄，喜条达，能调畅情志，因此肝脏对全身脏腑气机的运行有着决定性的作用。若是情志不畅，影响肝主疏泄的功能，久则气机运行失调，肝郁气滞，发为郁证。《医碥·郁证》中提到：“不舒，则皆肝木之病矣。”

4. 肿瘤相关性抑郁症的诊断　大部分人可能只是有时候会觉得情绪低落、沮丧、不开心，但无法判断自己的病情到底有多严重，是否需要治疗。那么这里，向你推荐一份可以自我判断的量表，这个量表为抑郁症通用量表，可帮助你快速诊断出你是否存在着肿瘤相关性抑郁症（此表格只是作为参考，需要到医院请专科医生做出诊断）。请在符合你情绪的项上打分：没有0，轻度1，中度2，严重3。

量表内容如下：

序号	情　　绪	得　分
1	悲伤：你是否一直感到伤心或悲哀？	
2	泄气：你是否感到前景渺茫？	
3	缺乏自尊：你是否觉得自己没有价值或自以为是一个失败者？	
4	自卑：你是否觉得力不从心或自叹比不上别人？	
5	内疚：你是否对任何事都自责？	

续 表

序号	情　　　绪	得　分
6	犹豫：你是否在做决定时犹豫不决？	
7	焦躁不安：这段时间你是否一直处于愤怒和不满状态？	
8	对生活丧失兴趣：你对事业、家庭、爱好或朋友是否丧失了兴趣？	
9	丧失动机：你是否感到一蹶不振，做事情毫无动力？	
10	自我印象可怜：你是否以为自己已衰老或失去魅力？	
11	食欲变化：你是否感到食欲缺乏或情不自禁地暴饮暴食？	
12	睡眠变化：你是否患有失眠症或整天感到体力不支、昏昏欲睡？	
13	丧失性欲：你是否丧失了对性的兴趣？	
14	臆想症：你是否经常担心自己的健康？	
15	自杀冲动：你是否认为生存没有价值，或生不如死？	
16	情绪不安。	

测试后，请算出你的总分并换算测评分Y

$$Y=\frac{\text{已获总分}}{45}\times 100（\text{取整}）$$

评出你的抑郁程度：53～62为轻度抑郁；63～72为中度抑郁；72分以上为重度抑郁。

如果自我判断出的结果已经到达抑郁症的话，建议您尽快至医院就诊。

5. 肿瘤相关性抑郁症的治疗

（1）西医疗法：目前西医治疗中应用较为广泛的药物主要有三环类、选择性5–羟色胺（5–HT）再摄取抑制剂、选择性去甲肾上腺素再摄取抑制剂等。

（2）中医疗法：传统中医在治疗郁证（抑郁症在中医学中属于郁证的范畴）方面有着悠久的历史，中医疗法抗抑郁、抗肿瘤作用具有多靶点、多环节、多效应的特点，可作用于治疗抑郁、肿瘤发生与发展的多个环节，同时其不良反应低，能提高机体免疫力，不容易产生耐药，已成为近年来的研究热点，如针灸治疗、耳穴贴压治疗、五音治疗等。

二、癌痛治疗

1. 概述　癌痛由肿瘤的生长、相关病理变化浸润过程、治疗毒性、感染和躯体受限引起，但许多肿瘤患者可以没有癌痛。

2. 中医止痛方法　中医在辨证论治基础上予以止痛治疗，一般以药物为主。药物除了内服外，外用的治疗手段也比较丰富。

（1）针灸止痛：根据疼痛的部位，采用不同的穴位行针法或灸法，使人体经脉疏通、气血调和而达到止痛的目的。

（2）物理止痛：冷疗法、热疗法等。

（3）推拿、按摩：使用适当压力推拿和按摩能减轻局部麻木和异常感觉，揉捏能缓解疲惫，松弛肌肉，改善微循环；肿瘤患者如出现肿瘤转移部位的疼痛不建议采用推拿、按摩治疗；血小板减少的肿瘤患者也不宜采用，可能有引发出血的危险。

（4）理疗：光疗、电疗、超声波治疗、磁疗等。

3. 止痛药物的使用原则及不良反应　目前止痛药物（图1–1）在临床使用上仍起着举足轻重的作用，治疗癌性疼痛主要是根据世界卫生组织(WHO)三阶梯方法治疗，给药必须遵守五个基本原则：按阶梯给药、口服给药、按时给药、个体化给药、注意具体细节，需要专业医生指导评估用药。

吗啡类止痛药物临床较为常见的不良反应是：恶心呕吐、便秘、尿潴留、呼吸抑制等。如果出现这些症状请到医院就诊，以便采用有相应的治

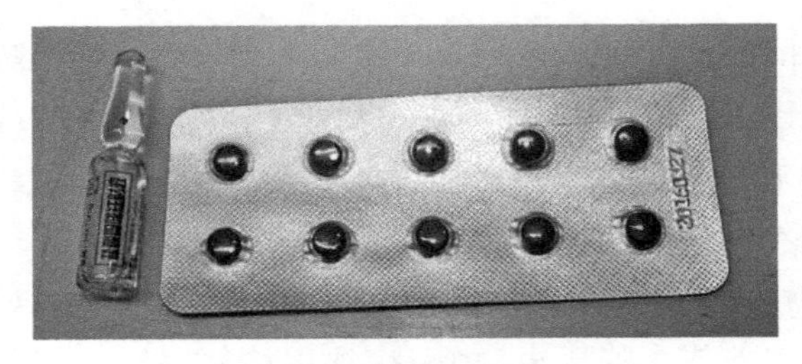

图1–1　常用止痛药品

左为吗啡针剂，右为羟考酮缓释片

疗措施，减轻不良反应。

三、化疗、放疗不良反应及中医药调护

化学治疗简称“化疗”，是通过运用化学药物来抑制恶性肿瘤细胞的增殖、浸润或转移，目的是最终杀死癌细胞。放射治疗简称“放疗”，是利用放射线治疗恶性肿瘤的一种局部治疗方法，放射线包括放射性核素产生的α、β、γ射线和各类X线治疗机或加速器产生的X线、电子线、质子束及其他粒子束等。化疗与手术、放疗并称为恶性肿瘤的三大治疗方法，也是目前治疗恶性肿瘤最有效也是应用最广的方法之一。约70%的恶性肿瘤患者需要放疗，约40%的恶性肿瘤可以用放疗根治。

放疗、化疗的不良反应往往造成患者对治疗无法耐受，降低了放疗、化疗方案的完成率，而达不到预期的疗效，严重地影响了患者的生存质量以及预后。因此，对放疗、化疗的不良反应进行积极有效的调护对恶性肿瘤的治疗有着重要意义。

（一）化疗不良反应及中医药调护

1. 消化道毒性反应　主要表现：食欲缺乏、恶心、呕吐，腹泻，便秘，口腔黏膜溃疡等。由于人体消化道黏膜细嫩，增长较快，化疗在杀灭增生较快恶性肿瘤细胞的同时，往往也刺激胃肠道上皮，引起上述不适。

（1）食欲缺乏、恶心、呕吐：食欲缺乏是化疗的最初反应，出现于化疗后1～2天，一般无须特殊处理。化疗药物影响胃或大脑呕吐中枢而使人产生恶心、呕吐的症状，医生会视反应程度给予止吐药缓解。

· 中医药调护方法 ·

穴位保健：按压中脘或点按足三里、内关等穴位，此外，患者可以选择中医中的耳针疗法（耳穴压豆），通过刺激脾、胃、食管、交感、大肠、肾上腺等耳穴来减轻不良反应。

（2）腹泻：化疗药物引起腹泻的主要原因为药物对肠黏膜的急性损伤。

· 中医药调护方法 ·

1）苹果煮水：取苹果1只，连皮带核切成小块，放在水中煮3～5分钟后温服，每日2～3次，每次30 g左右。在吃煮熟的苹果时不要为了口感而加蔗糖，因为蔗糖会加重腹泻。

2）石榴皮煎汤代水：每次取干石榴皮15 g左右，加适量水煎成汤后温服，成年人每次喝10～20 mL，每日3～4次。

3）穴位保健：艾灸神阙、天枢、足三里等穴位，可调理肠胃气机，改善腹泻症状。

（3）便秘：可因化疗直接引起，也可因化疗后患者活动减少、饮食结构不合理引起，医生会视情况给予导泻剂或通便药物。

· 中医药调护方法 ·

穴位保健：患者可以选择中医中的耳针疗法（耳穴压豆），通过刺激脾、胃、食管、交感、大肠、肾上腺等耳穴来减轻这些不良反应；或可按压中脘、足三里、内关等腧穴。

（4）口腔黏膜溃疡：可由化疗药物对黏膜的直接损伤和继发的局部感染引起。

· 中医药调护方法 ·

1）溃疡处可用锡类散等药物外涂治疗。

2）康复新液：每次取10～15 mL含于口中，每次5～10分钟。

3）莲子心或淡竹叶煎汤代水：每日取干莲子心3 g或淡竹叶6 g，加适量水煎成汤后温服，或者用开水泡服。

2. 血液毒性反应　主要表现：白细胞、血红蛋白、血小板降低，贫血、疲倦乏力，感染发热，慢性出血等。这是化疗最常见的毒性反应，也是临床医生最惧怕的不良反应之一。一般临床发生率高达50%以上，且随着化疗疗程的增加，发生率逐渐增加。患者需定期检查血常规，如有异常请到医院就诊，并注意个人防护，预防感染。

· 中医药调护方法 ·

使用健脾养血、补气生血的食物或药物进行辅助治疗，如阿胶、大枣、鱼胶、花生衣、黄精、枸杞子、桑葚、五指毛桃、黄芪、党参、何首乌、熟地黄等。同时也可多吃黑芝麻、黑米、黑豆、花生、核桃、黑木耳、胡萝卜、牛奶、大豆、瘦肉、猪蹄、海参、鱼、动物肝脏等。化疗期间，用上述食物或药物煲汤食用也可减少骨髓抑制的发生和发生的时间。

3. 肝脏毒性　主要表现：进食减少，小便色黄，肝功能异常，严重者出现黄疸、腹水。化疗药物经过肝脏代谢，可能导致肝脏损伤。如果出现上述问题请到医院就诊。

· 中医药调护方法 ·

新鲜垂盆草煎汤代水：取新鲜垂盆草30～60 g洗净，加适量水煎煮后温服，每日1剂。

4. 泌尿系统毒性反应　主要表现：腰痛、肾区不适、小腹不适或胀痛、尿痛、尿急、尿频、血尿、发热、寒战等。引起这类损害的主要药物有顺铂、异环磷酰胺、环磷酰胺、羟喜树碱等。

· 中医药调护方法 ·

饮用橙汁、葡萄汁、白茅根水、花旗参水等；也可以饮用具有利尿作用的汤水，如麦冬银花露、鲫鱼赤小豆汤、百合石斛瘦肉汤等。忌食用豆制品。

5. 肺毒性　主要表现：干咳、呼吸困难、疲乏不适感、发热等。病情进展严重者可出现休息时呼吸困难、气促、发绀等。建议及时告知医生，到医院就诊。

· 中医药调护方法 ·

穴位保健：可以采用肺俞、大椎、膻中等穴位敷贴改善上述呼吸道症状，若喘促明显，还可针灸定喘穴缓解症状。

6. 心脏毒性　主要表现：心慌、心悸、胸闷、胸痛、心绞痛、心前区不适、气短、呼吸困难等。这与使用化疗药物如蒽环类、紫杉醇、氟尿嘧啶类等有关。

· 中医药调护方法 ·

可静脉滴注参麦注射液，或者口服丹参滴丸、麝香保心丸等药物缓解症状。也可取黄芪15～30 g加水煎煮后温服，每日1剂（涉及处方药物请遵医嘱）。

7. 其他毒性反应

（1）静脉炎：主要表现为患肢局部红肿、疼痛、色素沉着，呈凹陷性肿胀，行走时加重，可触及痛性索状、硬条或串珠样结节。绝大多数化疗药物对组织刺激性大，由于给药途径多为静脉滴注，静脉化疗时，药液渗入皮下，因而可引起不同程度的静脉炎。

· 中医药治疗方法 ·

可用双柏散等中药粉外敷，能明显减轻症状。

（2）周围神经病变：主要表现为皮肤瘙痒、麻木、感觉迟钝、感觉异常、麻刺感、烧灼感、无痛感或疼痛感，皮肤肿胀或红斑，脱屑、皲裂、硬结样水疱或严重的疼痛，步行不稳、持物困难、听觉丧失等。

（3）神经毒性：常见引起神经毒性的化疗药物主要包括铂类、长春碱类和紫杉醇类药物，发病率50%～60%。神经毒性通常是可逆的，除了停药和等待神经功能恢复外，目前尚缺乏有效的治疗方法。

· 中医药调护方法 ·

中药配方煎水外洗、熏蒸，也可进行针刺、电针、艾灸治疗。

（3）毛发脱落：主要表现为毛发可部分或全部脱落，可以出现在身体任何部位，包括头部、面部、四肢、腋下和阴部，女性患者更明显。毛发脱落的程度受药物种类和药物剂量的影响。毛发脱落的时间一般发生在首剂化疗后2～3周，脱落程度不一，持续1周左右，发生率较高。常先发生在头顶部的头发，逐渐向四周发展。一般在停止化疗后6～8周逐渐重新长出。

· 中医药治疗方法 ·

可用何首乌、马齿苋煎汤外洗，黄精、桑葚、枸杞子、熟地黄煲猪骨来补肾填髓、生血长发。

（二）放疗不良反应及中医药调护

放疗可引起的一些不良反应与化疗相似，如消化道毒性、血管毒性、周围神经病变、毛发脱落等，调护方法可借鉴。

1. 放射性皮炎　主要表现为局部皮肤发红，皮肤非常干燥，有明显瘙痒和不适，或皮肤有湿性渗出，伴疼痛。

· 中医药调护方法 ·

调护建议保持皮肤清洁；温水沐浴；穿宽松、柔软的衣服，避免摩擦刺激；避免反应区皮肤受到日照；避免使用肥皂、化妆品、香水、扑粉等刺激性物品。

可选用清热解毒的中药，如金银花等煎汤外洗或湿敷。我院肿瘤科在采用中药外用方面有着丰富的经验，取得了良好的临床效果。

2. 头颈部恶性肿瘤放射性损伤　头颈部是恶性肿瘤的好发部位，所发生的各种恶性肿瘤约占全身恶性肿瘤的20%。头颈部恶性肿瘤在治疗过程的不同时期大多需接受放疗。

放疗可导致如咽喉干痛、咽喉糜烂、口腔溃疡；唾液腺功能降低、唾液分泌减少；牙齿自我保护功能下降；口腔内易发生感染、出现放射性龋齿；鼻咽黏膜炎，分泌物增加，伴有异味；颞颌关节强直及周围肌肉挛缩、张口困难等放射性损伤。

· 中医药调护方法 ·

可配合生津、去火的中药治疗，如胖大海、麦冬、菊花、绿茶冲泡服用。

第二节　肿瘤患者体质及康复期患者膏方推荐

一、肿瘤患者体质

肿瘤患者疾病形成过程中存在着“虚”的一面，如《黄帝内经》所述“邪之所凑，其气必虚”，因此正虚是形成肿瘤的主要因素。在正虚的基础上“热、毒、痰、瘀”相互纠结，形成痞块积聚。

现代肿瘤各种治疗方法都不可避免存在对体质的影响作用，因此对于肿瘤患者的体质需要考虑到肿瘤治疗所带来的体质改变。例如，胰腺癌手术中对于胰腺、胃、胆囊、脾等脏器都会有很大的影响，出现顽固性腹泻，出现气虚体质；肺癌手术对于肺功能有影响，出现气短，出现气虚体质；胃癌手术对于患者消化功能有影响，出现头晕、出冷汗、心慌、倾倒综合征，出现阳虚体质；结直肠癌手术切除肠道后出现大便不成形、大便次数增多等，出现阳虚体质。放疗后的不良反应表现对于鼻咽癌患者表现为破坏唾液腺、鼻腔黏膜、味蕾、耳神经，出现口干、纳食无味、张口困难等，出现阴虚内热的体质。靶向治疗的不良反应包括腹泻，口腔鼻炎破溃、皮肤干燥和痤疮等，为热毒蕴积于体内。内分泌治疗出现的潮热、腰酸背痛、盗汗、心烦气躁等，为肝肾阴虚的体质改变。当然中药长期治疗过程中也不可避免出现体质的改变，如长期服用清热解毒之类药物的患者会出现怕生冷食物，容易受凉后腹泻、胃部不适等，形成阳虚体质。

二、康复期患者推荐服用膏方

康复期患者是指已经完成放化疗、手术、生物免疫、靶向治疗等，无复发转移的肿瘤患者。康复期患者在病情得到控制、稳定后，应转向通过各种方法，避免环境因素对机体的影响，以及纠正机体内原来存在的、致使肿瘤发生、发展的“内环境”。

膏方是中医用于滋补强身、抗衰延年、防病治病的重要剂型，适用于慢性病和亚健康的调理。从现代医学的角度来讲，它具有调节免疫、增强体质、提高机体抗病能力的作用。尤其对于康复期肿瘤患者，在冬令时节服食膏方，不仅能提高免疫功能，而且能在体内贮存丰富的营养物质，改善“内环境”，有助于防复发，抗转移，增强抵抗力。

中医强调辨证论治，个人体质不同，服用膏方也不同，详情请咨询专业医生。

第二章　肺　癌

第一节　经典病例

·病例摘要·

患者李某（以下称“李先生”），男，58岁。平素身体健壮，吸烟三十余年、每日两包，偶尔饮少量白酒。患者于2个月前无明显诱因下发生呛咳，有少量痰液，伴胸闷不适，无发热。当时在单位医务室就医，服镇咳药治疗后未有明显效果。1个月前发现痰中带少量鲜红色血丝，病程发展过程中无夜间盗汗、声音嘶哑及阵发性呼吸困难等症状，发病后体重略有下降，食欲、睡眠及大小便如常。

·检查·

1. 体格检查　神清，气平，双肺呼吸音粗，可闻及少量湿啰音，心率78次/分，律齐，腹软，无压痛。

2. 实验室检查及其他辅助检查

（1）胸部CT：右上肺前段占位，提示肺癌，累及纵隔胸膜可能，两肺多发转移瘤，胸椎多发骨转移，纵隔内多发小淋巴结。

（2）右肺肿块穿刺活检病理报告：非小细胞性肺癌，腺癌。

·诊断·

右肺腺癌TxNxM1*，Ⅳ期。

---

* Tx：原发肿瘤大小无法测量；Nx：淋巴结转移情况无法判断；M1：累及纵隔胸膜。

· 治疗 ·

因患者无法耐受化疗，故进行EGFR[上皮生长因子（EGF）细胞增殖和信号传导的受体]基因检测。结果显示EGFR基因检测存在18外显子敏感突变，20外显子耐药突变。随后开始行吉非替尼治疗。治疗后，患者病情稳定。

· 预后 ·

患者预后预期尚可。靶向治疗1个月后进行随访，病情稳定。

第二节 病例剖析

一、解剖学相关知识

呼吸系统由呼吸道（包括鼻、咽、喉、气管、支气管）、肺和胸膜组成（图2–1）。呼吸系统具有防止有害物质入侵的防御功能。通过上呼吸道的加温、湿化和过滤作用，调节和净化吸入的空气；呼吸道黏膜和黏液纤

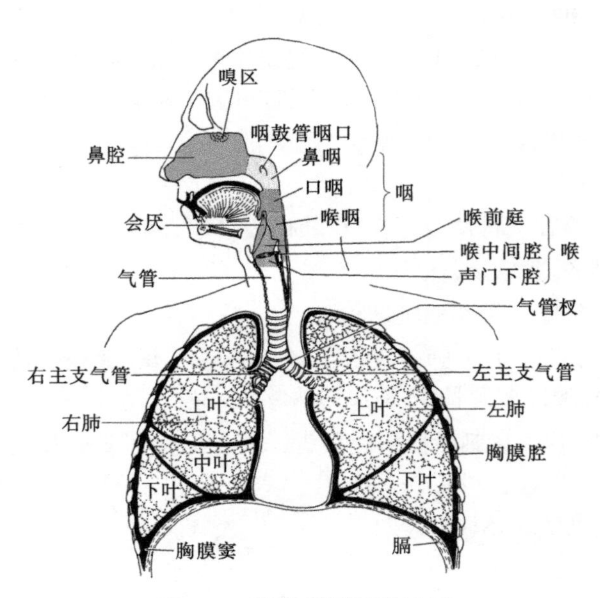

图2–1 呼吸系统解剖示意图

毛运载系统，参与净化空气和清除异物；咳嗽反射、喷嚏和支气管收缩等反射性防御功能可避免吸入异物；肺泡巨噬细胞为主的防御力量，对各种吸入性尘粒、微生物等有吞噬或中和解毒作用；呼吸道分泌的免疫球蛋白（B细胞分泌IgA、IgM等）溶菌酶等在抵御呼吸道感染方面起着重要作用。当各种原因引起防御功能下降或外界的刺激过度时，均可引起呼吸系统损伤和病变。

二、知识问答

（一）概述

·肺癌发病率如何？·

肺癌是我国最常见的恶性肿瘤之一。国家癌症中心2015年发布的数据显示，2006～2011年我国肺癌5年患病率是130. 2（1/10万）。其中男性84. 6（1/10万），居恶性肿瘤第2位。女性45. 6（1/10万），居恶性肿瘤第4位。

·肺癌有哪些临床表现？·

本章经典病例中的患者李先生，因痰中带少量鲜红色血丝1个月来医院就诊。痰中带血即为肺癌的临床表现之一。那么，肺癌有哪些临床表现呢？

肺癌早期可无明显症状，当病情发展到一定程度时，常出现以下症状：① 刺激性干咳；② 痰中带血或血痰；③ 胸痛；④ 发热；⑤ 气促。

当呼吸道症状超过2周，经对症治疗不能缓解，尤其是痰中带血、刺激性干咳，或原有的呼吸道症状加重，要高度警惕肺癌存在的可能性。

当肺癌侵及周围组织或转移时，可出现如下症状。

（1）肿瘤侵犯喉返神经出现声音嘶哑。

（2）肿瘤侵犯上腔静脉，出现面、颈部水肿等上腔静脉梗阻综合征表现。

（3）肿瘤侵犯胸膜引起胸腔积液，往往为血性；大量积液可以引起气促。

（4）肿瘤侵犯胸膜及胸壁，可以引起持续剧烈的胸痛。

（5）上叶尖部肺癌可侵入和压迫位于胸廓入口的器官组织，如第一肋骨、锁骨下动脉、锁骨下静脉、臂丛神经、颈交感神经等，产生剧烈胸痛，上肢静脉怒张、水肿、臂痛和上肢运动障碍，同侧上眼睑下垂、瞳孔缩小、眼球内陷、面部无汗等颈交感神经综合征表现。

（6）近期出现的头痛、恶心、眩晕或视物不清等神经系统症状和体征应当考虑脑转移的可能。

（7）持续固定部位的骨痛、血浆碱性磷酸酶或血钙升高应考虑骨转移的可能。

（8）右上腹痛、肝大、碱性磷酸酶、天冬氨酸氨基转移酶、乳酸脱氢酶或胆红素升高应考虑肝转移的可能。

（9）皮下转移时可在皮下触及结节。

（10）血行转移到其他器官可出现转移器官的相应症状。

（二）检查与诊断

· 有哪些检查可以帮助诊断肺癌？·

李先生来医院就诊后，做了胸部CT后，为进一步明确诊断，在CT引导下行右肺肿块穿刺活检。病理报告提示非小细胞性肺癌，腺癌。最终确诊为肺癌。那么，诊断肺癌具体有哪些检查呢？

1. 影像学检查　肺癌的影像学检查方法主要包括：X线检查、电子机算机断层扫描（CT）、核磁共振成像（MRI）、超声、放射性核素显像、正电子发射计算机断层扫描（PET-CT）等方法。影像学检查主要用于肺癌诊断、分期、再分期、疗效监测及预后评估等。在肺癌的诊治过程中，应根据不同的检查目的，合理、有效地选择一种或多种影像学检查方法。

（1）X线检查：胸片是肺癌治疗前后基本的影像学检查方法，通常包括胸正、侧位片。此种方法目前不推荐作为常规检查。

（2）胸部低剂量螺旋CT：胸部CT能够显示许多在X线片上难以发现的影像信息，可以有效地检出早期周围型肺癌，进一步验证病变所在的部位和累及范围，也可鉴别其良、恶性，是目前肺癌诊断、分期、疗效评价及治疗后随诊中最重要和最常用的影像学检查。

在高危人群中开展肺癌筛查有益于发现肺癌，提高治愈率。低剂量螺旋CT发现早期肺癌的敏感度是常规X线检查的4～10倍，可以检出早期周围型肺癌。

（3）MRI：特别适用于诊断脑、脊髓有无转移，脑增强MRI应作为肺癌术前常规分期以及治疗后疗效评估。

（4）PET-CT：有条件者推荐使用，是肺癌诊断、分期与再分期、疗效评价和预后评估的最佳方法。

2. 内镜检查　支气管镜检查技术是诊断肺癌最常用的方法，还包括经支气管针吸活检术和超声支气管镜引导的经支气管针吸活检术、经支气管肺活检术、纵隔镜检查、胸腔镜检查等。

对于中晚期肺癌，胸腔镜下可以行淋巴结、胸膜和心包的活检，胸水及心包积液的组织和细胞学检查，为制订全面、个体化治疗方案提供可靠依据。

3. 实验室检查　患者在治疗前需要进行实验室常规检测，以了解患者的一般状况及是否适合于采取相应的治疗措施。

（1）血常规检查。

（2）肝肾功能等检测及其他必要的生化检查。

（3）痰细胞学检查：是目前诊断肺癌简单方便的无创伤性诊断方法之一。

（4）如需进行有创检查或手术治疗的患者，还需进行必要的凝血功能检测，术前还会常规查血常规、肝肾功能、血糖、肺通气功能、传染病检查、胸腹部的检查等。

（5）血清学肿瘤标志物检测：我国临床生化委员会和欧洲肿瘤标志物专家组推荐常用的原发性肺癌标志物有癌胚抗原（CEA）、神经元特异性烯醇化酶（NSE）、细胞角蛋白19片段（CYFRA21-1）和胃泌素释放肽前体（ProGRP），以及鳞状上皮细胞癌抗原（SCC）等。以上肿瘤标志物联合使用，可提高其在临床应用中的敏感度和特异度。

（6）组织标本的基因检测：目前，化疗总体有效率在30%～40%，而通过基因检测筛选出获益患者，有效率可以提高到80%。目前癌症基因检测主要技术是实时荧光定量聚合酶链反应（RT-PCR），它具有准确率高、特异性强、灵敏度高、操作简单、应用范围广、高通量等特点。

·肺癌高危人群如何筛查？·

对于高危人群，建议定期检查，50岁后每年做一次低剂量螺旋CT筛查扫描。中老年人罹患肿瘤的概率也相对较高，建议在体检时有针对性地增加癌症筛查。

1. 低剂量CT（LDCT） 肺癌筛查最佳方法。美国国立综合癌症网络（NCCN）于2011年10月底首次发布了《肺癌筛查指南》，该指南显示：与X线检查相比，对高危人群应用LDCT每年常规检查可使肺癌死亡率降低20%，任何原因死亡率降低7%。基于这一结果，《肺癌筛查指南》明确将LDCT作为肺癌筛查手段。

LDCT照射剂量仅为常规CT的26%。而随着LDCT技术的普及，它已成为目前有效的肺癌筛查手段之一。

2. 痰细胞学筛查 针对怀疑肺癌的患者，留取痰液标本，然后在显微镜下寻找是否有癌细胞。

3. 支气管镜筛查 此方法为诊断肺癌常用的方法，检出率高，可获取病理学诊断，而病理检查是诊断肺癌的金标准。此方法的局限性在于其是需要住院进行的一种侵入性操作。

4. 肿瘤标志物筛查 肺癌相关的血清肿瘤标志物有神经元特异性烯醇化酶（NSE）、胃泌素释放肽前体（ProGRP）、细胞角蛋白19片段（CYFRA21-1）、癌胚抗原（CEA）等，它们在肺癌的早期筛查诊断中敏感度为80%。

建议肿瘤标志物+CT+组织病理学联合检测，以提高肺癌检出率。

5. 其他 胸腔穿刺术、胸膜活检术、浅表淋巴结及皮下转移结节活检术等。

（三）治疗

·肺癌有哪些治疗方法？·

李先生确诊后首先进行化疗，因无法耐受化疗，在进行EGFR基因检测后，根据检测结果确定进行靶向治疗。那么，肺癌到底有哪些治疗方法？

一般，按照肺癌分期、基因检测结果，来决定治疗方案。Ⅰ期肺癌，手术是最好的治疗方法，此时进行手术，可以彻底治愈；Ⅱ期肺癌，采用以手术为主的综合治疗；Ⅲ期肺癌，病情较严重，要采用以非手术为主的综合治疗；Ⅳ期肺癌，则治疗以药物为主。

1. 手术治疗　全面的治疗计划和必要的影像学检查（临床分期检查，特别是精确的N分期）均应在手术治疗前完成。

2. 放疗　包括根治性放疗、姑息放疗、辅助放疗和预防性放疗等。

3. 药物治疗　包括化疗和分子靶向治疗以及生物免疫治疗。化疗分为姑息化疗、辅助化疗和新辅助化疗，应当严格掌握治疗的适应证，在肿瘤科医生主导下进行。靶向药物包括酪氨酸激酶抑制剂；间变性淋巴瘤激酶融合基因抑制剂；血管生成抑制剂，如重组人血管内皮抑制素、贝伐珠单抗。生物免疫治疗：程序性死亡受体1等。

4. 姑息治疗　姑息治疗的目的是缓解症状、减轻痛苦、改善生活质量，所有肺癌患者都应全程接受症状筛查、评估和治疗。

5. 镇痛治疗　镇痛治疗是肿瘤整体治疗的重要内容，忍痛对患者百害无益。吗啡类药物是癌痛治疗的常用药物，罕见成瘾；要在医护人员指导下进行镇痛治疗，不建议患者自行调整治疗方案和药物剂量；家属要密切观察疗效和药物的不良反应，随时与医护人员沟通，定期复诊。

（四）预后与护理

·影响肺癌预后的因素有哪些？·

1. 组织类型　肺癌的组织类型是影响肺癌预后的重要因素之一，5年生存率鳞癌为15.3%、腺癌为11.6%、小细胞未分化癌为7.7%。随着近年来生物高技术的发展，即使同一类型肺癌的预后还与分化程度有关。

2. 病变侵犯、转移部位　病变侵犯和淋巴结转移部位对肺癌患者有一定影响。研究表明在同期肺癌中，如Ⅰ期肺癌若肺血管、淋巴管内有癌栓，它就易于复发和转移，故预后较差。Ⅲ期肺癌纵隔淋巴结转移者预后明显为差。而胸膜、胸壁受侵犯则被列为Ⅲ期肺癌预后明显较好。肺癌淋巴结转移中以食管旁、肺下韧带、隆突下淋巴结转移预后最差。

3. 治疗方法　治疗方法的正确与否在任何时期的肺癌中与预后均有密切关系。

4. 社会心理因素　影响肺癌预后的因素中，社会心理因素是一个不容忽视的因素。

· 肺癌患者如何进行随访？ ·

1. 随访时间安排　目前主张治疗后患者随访时间安排为头两年每3个月1次，两年后每6个月1次，直到5年，以后每年1次。随访内容为病史和体检，特别应注意双锁骨上淋巴结情况；胸部X线检查也是必需的。从效价比角度，一般情况下，当患者有症状时，才相应进行胸腹部的CT、脑CT或MRI、骨扫描、支气管镜等检查。

2. 术后基线检查　是评判复发、转移的依据，必须进行，最好在术后1个月内进行，内容包括病史和体检。

（1）术后第1～2年：每月查癌胚抗原、细胞角蛋白片段、神经元特异性烯醇化酶；每3个月进行胸部直接增强CT、上腹部平扫+直接增强CT检查；每6个月进行头颅MRI、全身骨扫描。

（2）术后第3年起：每6～12个月查癌胚抗原、细胞角蛋白片段、神经元特异性烯醇化酶、胸部直接增强CT、上腹部平扫+直接增强CT检查、头颅MRI、全身骨扫描。

（3）晚期患者：化疗后每个月查标志物癌胚抗原、细胞角蛋白片段、神经元特异性烯醇化酶；每3个月查胸部直接增强CT、上腹部平扫+直接增强CT检查以及针对转移灶相关影像学检查；每6个月头颅MR、全身骨扫描。

·肺癌患者日常护理有哪些注意事项？·

1. 饮食护理

（1）术后患者：饮食宜以补气养血为主，选用杏仁露、莲藕、鲜白菜、白萝卜等。

（2）放疗患者：放疗时易损伤肺阴，饮食宜滋阴养血为主，选用新鲜蔬菜、生梨、枇杷、核桃仁、枸杞子等。

（3）化疗患者：化疗时易气血两伤，饮食宜补益气血为主，选用鲜鲤鱼、白木耳、香菇、银杏等。

（4）其他注意事项：

1）绝对戒烟（这是预防肺癌的有效方法）。

2）禁酒。

3）不吃霉烂变质食物，少吃腌制食品。

4）进食时，应细嚼慢咽，不食过烫食物。

5）忌辛辣刺激性食物，如葱、蒜、韭菜、姜、花椒、辣椒、桂皮等。

6）忌油煎、烧烤等热性食物。

7）忌油腻、黏滞生痰的食物，如甜食、糯米、冷饮。

8）忌脂肪摄入过多，摄入量控制在摄入总热量的30%以下，即每日摄取的动、植物性脂肪（如牛油、猪油）50～80 g；多吃新鲜蔬菜和水果。

9）少吃烟熏食品。

2. 呼吸功能锻炼　对于肺癌切除术后患者应尽早进行呼吸功能锻炼，做扩胸运动，同时深呼吸，通过扩胸动作增加通气功能，做腹式呼吸，挺胸时深吸气，收腹时深呼气，以改善胸腔的有效容量和呼吸功能。

（五）中医知识

·中医是怎么认识肺癌的？·

在中医学中肺癌属于“咳嗽”“咯血”“胸痛”“积聚”“癥瘕”等病证的范畴，古代医籍中记载的“肺积”“息贲”“痞癖”等与本病相符。

历代医家对本病均有相关论述，如《素问 · 玉机真藏论》中描述的“大骨枯槁，大肉陷下，胸中气满，喘息不便，内痛引肩项，身热、脱肉破䐃”，与肺癌晚期症状相类似;《难经 · 论五脏积病》记载:“肺之积名曰息贲。在右胁下，如覆杯，气逆背痛，久则喘咳。”《杂病源流犀烛 · 积聚癥瘕痃癖痞源流》对肺积形成的原因和机制做出了分析，详细阐明了肺癌的病因、病机变化以及初、中、末三个阶段的治疗原则，该书中还提出了“养正积自除”的论断，为后世用扶正法治疗肺癌提供了理论依据。

· 中医如何诊断和治疗肺癌? ·

中药处方请遵医嘱，请勿擅自服用。

1. 肺气不足型

主症: 咳嗽无力，痰液清稀，声低神疲，胸闷气短，自汗恶风，纳呆肢困，或时有便溏，面色无华。舌苔淡白，或舌胖有齿痕，脉虚弱。

方药: 六君子汤加味。黄芪、太子参、白术、茯苓、陈皮、半夏、杏仁、桔梗、薏苡仁、防风、猪苓、白花蛇舌草、半枝莲、夏枯草、甘草。

2. 阴虚内热型

主症: 干咳无痰，或痰少黏稠，或痰中带血，或口咽干燥，形体消瘦，午后潮热，五心烦热，盗汗颧红，便干尿黄，声音嘶哑。舌红少津，无苔或少苔，脉细数。

方药: 养阴清肺汤加减。南沙参、生地黄、玄参、麦冬、百合、知母、丹皮、青蒿、鳖甲、桑白皮、川贝母、杏仁、草河车、半枝莲、仙鹤草、生甘草。

3. 气阴两虚型

主症: 咳嗽有痰或无痰，神疲乏力，汗出气短，口干发热或午后潮热，手足心热，时有心悸，纳呆腹胀，便干或稀。舌质红苔薄，或舌质胖嫩有齿痕，脉细数无力。

方药: 生脉散加味。黄芪、太子参、麦冬、沙参、五味子、百合、鳖甲、全瓜蒌、川贝母、白花蛇舌草、石上柏、露蜂房。

4. 气滞血瘀型

主症：胸胁胀痛或刺痛，咳嗽气短而不爽，大便或干。舌质有瘀斑或暗紫，脉弦或涩。

方药：血府逐瘀汤加减。黄芪、当归、生地黄、桃仁、红花、赤芍、枳壳、柴胡、天花粉、瓜蒌仁、炙山甲、莪术、石见穿、桔梗。

5. 痰湿瘀阻型

主症：咳嗽痰多，气憋胸闷，或胸胁疼痛，或胁下痞块，刺痛拒按，或发热，痰黄黏稠。舌质或有瘀斑，或胖，苔厚腻，或白，或黄，脉弦滑，或兼数。

方药：导痰汤加减。半夏、天南星、茯苓、陈皮、枳实、桃仁、红花、山慈姑、杏仁、桑白皮、全瓜蒌、铁树叶、半枝莲、白花蛇舌草、全蝎、黄芪、太子参。

· 推荐给肺癌患者的中医食疗方有哪些？·

1. 百合西洋菜猪腱黑鱼汤

（1）材料：百合50 g，西洋菜500 g，蜜枣4个，黑鱼400 g，猪腱肉300 g，生姜3片。

（2）烹制：百合、蜜枣去核，均洗净；西洋菜洗净；黑鱼宰洗净，慢火煎至微黄；猪肉洗净，不用刀切。一起与生姜放进瓦煲内，加入清水2 500 mL（约10碗水量），武火煲沸后改文火煲约2小时，调入适量盐便可。

2. 党参百合煲猪肺

（1）材料：党参30 g，百合50 g，猪肺1个，生姜3片。

（2）烹制：各药材洗净，稍浸泡；猪肺从其喉部灌入清水冲洗，并反复挤压干净，再用生粉洗净、冲净。然后与生姜一起放进瓦煲内，加入清水3 000 mL（约12碗水量），武火煲沸，改文火煲约2.5小时，调入适量盐便可。

3. 猴头菇白果鲨鱼骨汤

（1）材料：猴头菇50 g，白果、莲子、淡菜各25 g，鲨鱼骨150 g，鲜鸡肉500 g，生姜3片。

（2）烹制：各配料分别洗净、浸泡，其中白果去衣、芯，莲子去芯；鲜鸡肉洗净，切块；鲨鱼骨浸透，切段块。一起与生姜放进瓦煲内，加水3 000 mL（约12碗水量），武火煲沸后改文火煲2.5小时，调入适量盐便可。

4. 陈皮炖老鸭

（1）材料：陈皮10 g，光老鸭1只，生姜3片。

（2）烹制：陈皮以水浸软、刮去瓤，切条状；老鸭洗净，去肠杂、尾部，用沸水稍煮片刻，取出洗净。然后一起与生姜放进炖盅内，加入冷开水1 250 mL（约5碗水量），隔水炖3小时，取出，撇去浮油，调入适量食盐和少许胡椒粉便可。

第三章　胃　癌

第一节　经典病例

·病例摘要·

患者，耿某（以下称“耿女士”），女，65岁。因胃痛加剧3个月，伴有进行性消瘦就诊。患者平素饮食不节，有胃脘痛病史7年余，近2～3个月食量明显减少，因胃脘痛加重及进行性消瘦就诊。患者感觉胃脘部胀满不适，隐痛与剧痛呈不规则的交替出现，食后胀痛加重，时恶心呕吐，泛酸，纳呆，头晕乏力，少气懒言，形体消瘦，柏油样大便，舌质淡，苔白，脉沉细弦。

·检查·

经胃肠钡餐透视及纤维胃镜，胃镜病理提示腺癌。

·诊断·

胃体管状腺癌T1N0*。

·治疗·

内镜下黏膜切除术治疗后采用中医扶正清毒抗癌疗法，4个疗程后，随访，之后再服用2个疗程的中药。胃脘痛大减，乏力明显减轻，大便色黄，仍时有泛酸。

·预后·

2个疗程后随访，症状明显减轻，无复发现象。

---

* T1：肿瘤侵犯黏膜层；N0：区域淋巴结无转移。

第二节　病例剖析

一、解剖学相关知识

胃分为胃底、胃体和胃窦部（图3–1）。胃壁有4层结构，由内向外分为黏膜层、黏膜下层、肌层、浆膜层。胃的肌层在贲门和幽门处均有调节胃内容物的流入和流出的括约肌；黏膜下层为疏松结缔组织，有丰富的血管、淋巴及神经丛；黏膜层有丰富的腺体分泌胃液，成人每24小时可分泌胃液约1 500 mL。

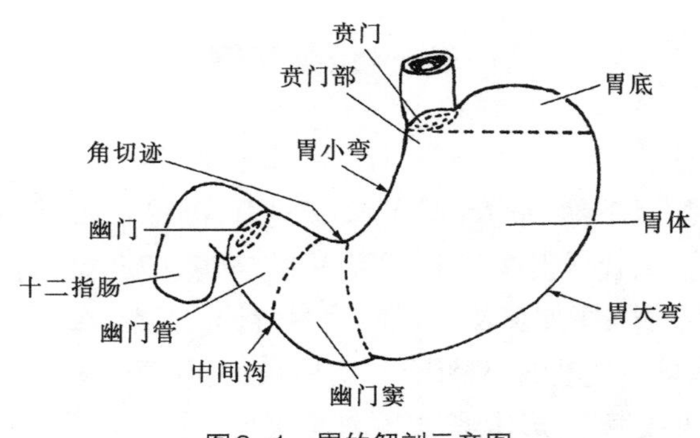

图3–1　胃的解剖示意图

二、知识问答

（一）概述

· 胃癌发病率如何？·

胃癌是我国最常见的恶性肿瘤之一，居消化道肿瘤首位，在消化系统恶性肿瘤的死亡病例中，约有半数死于胃癌。胃癌男女发病之比为（2.3～3.6）∶1，在任何年龄均可发生，但大多发生于中年后，以50～60岁最多，30岁以前较少见。胃癌可发生于胃的任何部位，半数以上发生于胃窦部、胃小弯及前后壁，其次在贲门部，胃体区相对较少。

· 胃癌有哪些临床表现？·

正如本章经典病例中的患者耿女士一样，多数早期胃癌患者无明显症状，少数患者有恶心、呕吐或是类似溃疡病的上消化道症状。同耿女士就诊时最主要的胃痛伴有消瘦症状表现相符，疼痛与体重减轻是进展期胃癌最常见的临床症状。此外，患者通常有较为明确的上消化道症状，如上腹不适、进食后饱胀，随着病情进展上腹疼痛加重，食欲下降、乏力。根据肿瘤的部位不同，也有其特殊表现。贲门胃底癌可有胸骨后疼痛和进行性吞咽困难；幽门附近的胃癌有幽门梗阻表现；肿瘤破坏血管后可有呕血、黑便等消化道出血症状。腹部持续疼痛常提示肿瘤扩展超出胃壁，如锁骨上淋巴结肿大、腹水、黄疸、腹部包块、直肠前凹扪及肿块等。晚期胃癌患者常可出现贫血、消瘦、营养不良甚至恶病质等表现。

（二）检查与诊断

· 有哪些检查可以帮助诊断胃癌？·

耿女士发病后通过胃肠钡餐透视及纤维胃镜检查明确诊断。现代将胃癌分为早期胃癌和进展期胃癌，要明确诊断，除以上提到的胃镜检查外，通常有以下几种检查方法。

1. X线钡餐检查　数字化X线胃肠造影技术的应用，目前仍为诊断胃癌的常用方法。常采用气钡双重造影，通过黏膜相和充盈相的观察做出诊断。

2. 纤维胃镜及超声胃镜检查　直接观察胃黏膜病变的部位和范围，并可获取病变组织做病理学检查，是诊断胃癌的最有效方法。采用带超声探头的纤维胃镜，对病变区域进行超声探测成像，有助于了解肿瘤浸润深度以及周围脏器和淋巴结有无侵犯、转移。

3. 腹部超声　在胃癌诊断中，腹部超声主要用于观察胃的邻近脏器（特别是肝脏、胰脏）受浸润及淋巴结转移的情况。

4. PET–CT检查　有助于胃癌的诊断和术前临床分期。利用胃癌组织对于^{18}F和2–脱氧–2–[^{18}F]–D–葡萄糖（FDG）的亲和性，采用正电子发射成像技术（PET）可以判断淋巴结与远处转移病灶情况，准确性较高。

（三）治疗

· 胃癌有哪些治疗方法？·

依据耿女士的情况，其治疗方案为内镜下黏膜切除术治疗，术后评估良好，采用中医扶正清毒抗癌疗法，治疗效果满意。那么，在临床上，胃癌有哪些治疗方法呢？

1. 手术治疗

（1）根治性手术：原则为整块切除包括癌灶和可能受浸润胃壁在内的胃的部分或全部，按临床分期标准整块清除胃周围的淋巴结，重建消化道。

（2）姑息性手术：指原发灶无法切除，为了减轻由于梗阻、穿孔、出血等并发症引起的症状而做的手术，如胃空肠吻合术、空肠造口、穿孔修补术等。

2. 化疗　用于根治性手术的术前、术中和术后，延长生存期。晚期胃癌患者采用适量化疗，能减缓肿瘤的发展速度，改善症状，有一定的近期效果。

早期胃癌根治术后原则上不必辅助化疗，有下列情况者应行辅助化疗：病理类型恶性程度高，癌灶面积＞5 cm，多发癌灶，年龄＜40岁。进展期胃癌根治术后、姑息手术后、根治术后复发者需要化疗。

常用的胃癌化疗给药途径有口服、静脉、腹膜腔、动脉插管区域灌注给药等。常用的口服化疗药有替加氟、尿嘧啶替加氟、氟铁龙、卡培他滨等。常用的静脉化疗药有紫杉醇、草酸铂、拓扑酶抑制剂、氟尿嘧啶、丝裂霉素、顺铂、阿霉素、依托泊苷、甲酰四氢叶酸钙，以及分子靶向治疗药、拉帕替尼等。

3. 其他治疗　包括放疗、热疗、免疫治疗、中医中药治疗等。胃癌的免疫治疗包括非特异生物反应调节剂如卡介苗、香菇多糖等；细胞因子如白介素、干扰素、肿瘤坏死因子等；以及过继性免疫治疗如淋巴细胞激活后杀伤细胞（LAK）、肿瘤浸润淋巴细胞（TIL）等的临床应用。

（四）预后与护理

· 影响胃癌预后的因素有哪些？ ·

胃癌的预后与胃癌的病理分期、部位、组织类型、生物学行为，以及治疗措施有关。早期胃癌经治疗后预后较好，贲门癌与胃上1/3的近端胃癌比胃体及胃远端癌的预后要差。

· 胃癌患者如何进行随访？ ·

胃癌术后患者接受规律随访为宜。若随访间期过长则不能尽早检出术后肿瘤复发或转移，如对于残胃癌、孤立性肝转移患者则可能错过可切除阶段的再次手术机会。

· 胃癌患者日常护理有哪些注意事项？ ·

1. 饮食护理　患者的饮食要有规律，宜清香可口、富于均衡营养又易于消化。在胃癌患者的日常护理中，要加强患者的全身营养的调节，应根据病患的要求为患者选择食物，不断更换种类，找到适合口味的食品，多吃富含维生素C的食物。总之，增加患者的营养，进而增强体质，为患者与肿瘤做斗争打下基础。

（1）宜

1）宜多吃能增强免疫力、有抗胃癌作用的食物，如山药、扁豆、薏苡仁、菱、金针菜、香菇、蘑菇、葵花籽、猕猴桃、无花果、苹果、沙丁鱼、蜂蜜、鸽蛋、牛奶、猴头菌、鲍鱼、针鱼、海参、牡蛎、乌贼、老虎鱼、黄鱼鳔、海马、鳖（甲鱼）。

2）宜多吃高蛋白质、高营养的食物，防止恶病质，如乌骨鸡、鸽子、鹌鹑、牛肉、猪肉、兔肉、蛋、鸭、豆豉、豆腐、鲢鱼、鲩鱼、刀鱼、塘鲺、青鱼、黄鱼、乌贼、鲫鱼、鳗、鲮鱼、鲳鱼、泥鳅、虾、淡菜、猪肝、鲟鱼。

3）恶心、呕吐宜清淡饮食，食物烹调时注意避免过分油腻，可选用莼菜、柚子、橘子、枇杷、粟米、核桃、玫瑰、杨桃、无花果、姜、藕、梨芒果、乌梅、莲子。

4）出现贫血，宜吃淡菜、龟、马兰头、金针菜、猴头菌、蜂蜜、荠菜、香蕉、橄榄、乌梅、木耳、羊血、芝麻、柿饼等。

5）腹泻宜吃扁豆、杨梅、芋艿、栗子、石榴、莲子、芡实、青鱼、白槿花。

6）腹痛宜吃金橘、卷心菜、比目鱼等。

7）宜吃减少化疗不良反应的食物，如猕猴桃、芦笋、桂圆、核桃、鲫鱼、虾、蟹、山羊血、鹅血、海蜇、鲩鱼、塘鲺、香菇、黑木耳、鹌鹑、薏苡仁、绿豆、金针菜、苹果、丝瓜、核桃、龟、鳖、乌梅、无花果。

（2）忌

1）忌烟、酒。

2）忌辛辣刺激性食物，如葱、蒜、姜、花椒、辣椒、桂皮等。

3）忌霉变、污染、坚硬、粗糙、多纤维、油腻、黏滞不易消化食物。

4）忌煎、炸、烟熏、腌制、生拌食物。

5）忌暴饮暴食，硬撑硬塞。

2. 特殊护理

（1）呕吐：会造成患者的体内营养严重丢失，这时主要是想方设法止呕，并减少对呕吐中枢的刺激，观察恶心、呕吐发生的时间、性质、呕吐物及呕吐的量，对于突然的恶心和频繁的呕吐要禁食。尽量消除患者视野范围内能引起不愉快的情景和不良气味，进餐量和饮水量要适宜，避免胃的过度扩张，饭后2小时内避免平卧，可取坐位或半卧位。家属在护理患病期间，倘若一旦发现患者出现呕吐时，尽量让患者坐起并头偏向一侧，防止误吸呕吐物。呕吐停止时，协助漱口，重症患者，即使在家康复治疗亦应给予每日的口腔护理（刷牙、漱口等）。

（2）午后潮热：要多喝温开水，在必要时可以酒精擦浴和针刺退热。

（3）胃癌并发吐血：表明病情危重，这时应就地抢救，患者宜平卧，头侧向一边，防止血液和胃内容物逆流于气道而发生窒息，并马上送医院进行治疗。

·警惕胃癌，有哪些注意事项？·

肿瘤专家提醒：轻度消化不良症状与胃癌两者的区别是普通胃病发病前往往有明显诱因，如果没有明显诱因出现的胃部不适，就应警惕提防胃癌了。

（1）信号一：不能缓解的腹部不适。这些不适症状包括胃部闷胀、食欲缺乏、消化不良，伴有泛酸，且多没有诱因，口服药治疗效果不好，或者时好时坏，症状呈进行性加重的特点。

（2）信号二：短时间内体重下降。胃癌早期虽然不会有明显的症状，但因为肿瘤在成长过程中不断和人体争抢营养，患者的体重明显下降。如果患者短时期内体重下降明显，就应警惕了。

（3）信号三：大便明显变黑。出现黑大便说明胃里有出血，不管是肿瘤破溃导致的，还是其他原因导致的，均怠慢不得，应赶快到医院检查。

（4）信号四：不明原因的贫血。因为胃癌可以导致胃部出血，所以贫血也有可能是胃癌的早期症状之一。易头晕、出虚汗、气喘等都是贫血的征兆。

（五）中医知识

· 中医是怎么认识胃癌的？·

胃癌在中医学中属“胃脘痛”“噎膈”“反胃”“伏梁”“积聚”等病征的范畴。《灵枢 · 邪气脏腑病形》谓：“胃脘当心而痛，上支两胁，膈咽不通食饮不下”。《素问 · 阴阳别论》谓：“三阳结谓之膈。”《诸病源侯论》中认为：“阴阳不和，则三焦隔绝，三焦隔绝，则津液不利，故令人气塞不调，是以成噎。”“反胃”的病名见于《金匮要略》，“趺阳脉浮而濇，浮则为虚，虚则伤脾，脾伤则不磨，朝食暮吐，暮食朝吐，宿食不化，名曰反胃”。《难经 · 五十四难》记载：“心之积名曰伏梁，起肪上，大如臂，上至心下。久不愈，令人病烦心。”《黄帝内经》首先提出积聚的病名。记载：“人之善病肠中积聚者……如此则肠胃恶，恶则邪气留止，积聚乃伤；脾胃之间，寒温不次，邪气稍至，蓄积留止，大聚乃起。”以上是古代医家对胃癌所属范畴的不同认识。中医学认为饮食不节、情志失调和素体亏虚是导致本病发生的主要原因。如饮酒过度，多食辛香燥热之品，使胃存积热，热久伤阴，以致阴液亏损，津枯血燥，瘀热停聚，胃脘干槁，发而为病。或忧思伤脾，脾伤气结，津液不能输布，聚而成痰；恼怒伤肝，肝伤气郁，血海不能畅行，积而为瘀；痰瘀互结，则成肿块。或素体亏虚，脾失健运，使痰气瘀热搏结，津枯血槁而为病。

· 中医如何诊断和治疗胃癌？ ·

中药处方请遵医嘱，请勿擅自服用。

1. 肝胃不和型

主症：胃脘胀满疼痛，嗳气泛酸，反胃，或见胸胁苦满，呃逆纳呆。舌质淡红或暗红，或见瘀斑，苔薄白或薄黄，脉弦。

方药：柴胡疏肝散加减。柴胡、枳壳、郁金、半夏、川芎、丹参、白芍、甘草。

2. 气滞血瘀型

主症：腹痛剧烈，固定不移，胃脘刺痛拒按，痛有定处，或可扪及肿块，腹满不欲食。呕吐宿食，或见柏油便，唇舌青紫。舌质紫暗或有瘀斑，脉细涩。

方药：用膈下逐瘀汤加减。当归、川芎、桃仁、红花、延胡索、香附、枳壳、郁金、丹皮、赤芍、炙甘草。

3. 脾胃气虚型

主症：全身乏力，心悸气短，头晕目眩，虚烦不寐，自汗盗汗，纳少乏力，形体羸瘦，上腹包块明显。舌质淡胖，苔白，脉虚细无力或虚大。

方药：以香砂六君子汤加减。党参、黄芪、陈皮、半夏、枳壳、香橼、白术、茯苓、焦山楂、木香、砂仁、鸡内金、炙甘草。

4. 脾胃阳虚型

主症：胃脘胀满隐痛，胃脘喜温喜按，食谷不化，大便溏薄。舌质淡，苔薄白，脉细。还可进一步出现小便不利、面浮足肿等症。

方药：附子理中汤加减。党参、白术、半夏、制附子、陈皮、草豆蔻、干姜、猪苓、补骨脂。

5. 痰湿中阻型

主症：进食不畅或反食夹有多量黏液，食欲缺乏，口淡无味，胸脘胀闷或隐痛。苔白腻，脉弦滑。

方药：二陈汤合海藻玉壶汤加减。陈皮、半夏、郁金、海藻、昆布、贝母、全瓜蒌、茯苓、甘草。

6. 胃热伤阴型

主症：形体消瘦，胃脘部灼热疼痛，食后痛剧，嘈杂不适，饥不欲食，心烦口渴，便秘尿黄。舌质红，苔薄少，脉细数。

方药：麦门冬汤合玉女煎加减。麦冬、生地黄、白芍、半夏、山慈姑、玉竹、沙参、太子参、黄连、栀子、茯苓、当归、炮山甲、甘草。

· 推荐给胃癌患者的中医食疗方有哪些？·

1. 金樱子、泽泻煲瘦肉汤

（1）材料：金樱子12 g，泽泻12 g，瘦肉300 g。

（2）烹制：各药材洗净，稍浸泡。然后与生姜一起放进瓦煲内，加入清水1 200 mL，武火煲沸，改文火煲约2.5小时，调入适量盐即可。

2. 海带绿豆汤

（1）材料：海带15 g，绿豆15 g，甜杏仁9 g，玫瑰花6 g，红糖适量。

（2）烹制：先将玫瑰花用布包好，与洗净的海带、绿豆、甜杏仁一同入锅，加水适量，煮汤至熟，去玫瑰花，调入红糖调味即可。

3. 陈皮炖老鸭

（1）材料：陈皮10 g，光老鸭1只，生姜3片。

（2）烹制：陈皮以水浸软、刮去瓤，切条状；老鸭洗净，去肠杂、尾部，用沸水稍滚片刻，取出洗净（即"出水"）。然后一起与生姜放进炖盅内，加入冷开水1 250 mL（约5碗水量），炖3小时，取出，撇去汤面上的浮油，调入适量盐和少许胡椒粉便可。

4. 淮山沙参玉竹鹅肉汤

（1）材料：淮山药30 g，沙参、玉竹各15 g，鹅肉、猪瘦肉各250 g，生姜3片。

（2）烹制：各药材洗净，稍浸泡；鹅肉、猪瘦肉洗净，均不刀切。先把药材和猪瘦肉、生姜放进瓦煲内，加入清水2 500 mL（约10碗水量），武火煲沸后改文火煲约2小时，下鹅肉煲至熟透，调入适量盐即可。

第四章　结直肠癌

第一节　经典病例

·病例摘要·

患者，徐某（以下称“徐女士”），女，60岁。平素爱食用煎炸食物，没有烟酒嗜好。近一周来，自觉乏力明显，无发热，无明显消瘦，无恶心呕吐，无腹痛，时有大便带血。12月起患者发觉大便反复带血、习惯改变，但长时间未予重视。

·检查·

1. 体格检查　腹软，无明显压痛、反跳痛。

2. 实验室检查及其他辅助检查　2014年12月查肠镜：直肠恶性肿瘤。肠镜病理提示：腺癌。

·诊断·

直肠恶性肿瘤。

·治疗·

2014年12月29日行直肠低位全切除术，病理检查示（直肠）溃疡型腺癌，分化Ⅱ～Ⅲ级，侵及肠壁全层及周围脂肪组织，切缘阴性，检出肠旁淋巴结9枚，未见癌转移，另见癌结节1枚。术后给予辅助化疗6次。手术化疗结束后，需定期随访。

·预后·

预后预期尚可。化疗治疗1个月后进行复查，病情稳定。

第二节　病例剖析

一、解剖学相关知识

大肠是对食物残渣中的水液进行吸收，而使食物残渣自身形成粪便并有度排出的脏器。大肠是人体消化系统的重要组成部分，为消化道的下段，成人大肠全长约1.5 m，起自回肠，可分为盲肠、阑尾、结肠、直肠和肛管5部分（图4–1）。

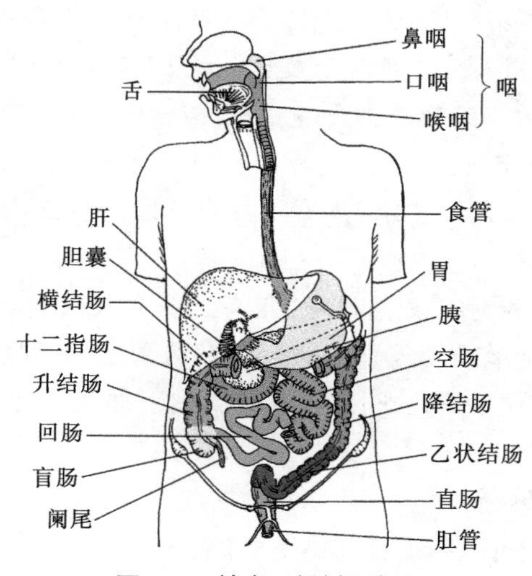

图4–1　结直肠解剖示意图

二、知识问答

（一）概述

· 结直肠癌发病率如何？·

据统计，结直肠癌是我国常见癌症之一。30多年来，结直肠癌发病率每年上升3%～4%，但地区差异较大。从全局看，我国结直肠癌发病仍暂处非高发水平。世界卫生组织国家癌症研究代表处（International Agency for Research on Cancer，IARC）发表的*Globocan 2012*估算中国（不包括港、澳、台数据）结直肠癌标准化发病率为14.2/10万，居世界第75位，标准化病死率7.4/10万，居世界第78位。

然而我国结直肠癌发病率和死亡例数却分别占全世界发病和死亡总例数的18.6%和20.1%，均居第1位。根据国家癌症中心全国肿瘤登记数据报告，我国城市和农村地区结直肠癌发病率分别列所有恶性肿瘤的第3位及第5位，病死率分别居第4位和第5位。

· 结直肠癌有哪些临床表现？·

本章经典病例中的患者徐女士，有喜食煎炸食品的嗜好，饮食习惯不佳，属于肠癌的高危人群。且大便常常带血，伴有大便习惯改变。经过详细检查后诊断为“直肠恶性肿瘤”，那么通常结直肠癌有哪些临床表现呢？

（1）排便习惯与粪便性状的改变（便血或脓血便常见）。

（2）腹痛（右半结肠癌常出现腹痛，为右腹或右上腹钝痛，由肿瘤浸润或并发肠梗阻所致）。

（3）以不明原因的贫血、体重减轻为多见，晚期患者出现恶病质、腹腔积液。

（4）直肠指检时可发现肿块，指套上多有血性黏液，晚期患者可触及腹部肿块，也有少数患者以远处转移为首发，如肝转移。

（5）如果大便习惯改变，或大便带血需引起高度重视。

（二）检查与诊断

· 有哪些检查可以帮助诊断结直肠癌？·

徐女士来就诊后，做了肠镜检查，报告提示：直肠恶性肿瘤，肠镜病理活检证实了这一点，那么具体哪些检查可以帮助我们诊断结直肠癌呢？

（1）大便隐血实验：大便隐血试验是在显微镜下检验粪便中的血，因为结肠癌较正常结肠黏膜更经常出血，一周中约三分之二的时间癌肿都在出血，只是通常不被注意。但是大肠中肿瘤可能是间歇性出血，因此一次粪便隐血检查并不能确认肠道里有没有出血，如果反复数次检测都没有隐血，其可靠性就会明显提高。一般来讲，希望筛查者能连续3个星期各送一次粪便进行检测，这样可以提高检出率。粪便潜血试验是一个很好的筛选试验，价廉，易操作。虽然对诊断无特异性，但能为肠癌筛查或早期诊断提供线索。

（2）结肠镜检查（肠镜）：能确定肿瘤的部位、大小及浸润范围，活检可获得病例诊断；超声结肠镜可观察肿瘤浸润深度；染色加放大内镜可以提高癌前病灶及早期癌症的检出率。

（3）钡剂灌肠，X线检查，可作为缺乏结肠镜检查设备或条件时的选择。

（4）腹盆腔CT：可了解肠癌肠外浸润及转移情况，有助于肿瘤分期，制订治疗方案及术后随访。对于肠腔狭窄结肠镜未能观察全结肠的患者可行CT大肠成像。

（5）血清癌胚抗原（CEA）：无特异性，但手术前升高者可检测手术效果与术后复发。

此外，需要注意的是：粪便潜血试验会产生假阳性结果，如痔疮、胃溃疡甚至牙龈出血可能会导致假阳性，因而粪便潜血试验虽然敏感，但其准确性却不是非常高，如果发现粪便隐血试验阳性者需要进一步进行肠镜检查以确定是否有结肠肿瘤存在。

（三）治疗

· 结直肠癌有哪些治疗方法？·

徐女士先进行了手术治疗，手术后进行了术后辅助化疗6次，随后定期在门诊随访，那么结直肠癌具体有哪些治疗方法呢？

1. 外科手术　根治性切除术是主要的措施，同时至少清除12枚淋巴结，对于直肠癌患者应尽量保肛，如病变肠段不能切除则可行捷径或造瘘等姑息手术。术后3～6个月即应行首次结肠镜随访检查。

2. 结肠镜下治疗　腺瘤癌变和黏膜内癌可行黏膜剥离或切除术，病理检查确认癌肿未累及基底部即治疗完成，累及根部者需追加外科手术。急性肠梗阻时可行支架植入术，通畅后再行手术，对不能手术者，可用激光打通肿瘤组织。

3. 化疗　Ⅱ期、Ⅲ期术后应进行化疗，可以提高生存率。对K-ras基因野生型的不可切除结直肠癌肝转移患者，用西妥昔单抗联合标准化疗有较好的疗效，能取得较高的肝转移灶切除率。

4. 放疗　对于局部晚期直肠癌或术后局部复发者可行放疗，但放射性直肠炎也是临床治疗的难题。

（四）预后与护理

·影响结直肠癌预后的因素有哪些？·

1. 年龄　年龄小的结直肠癌患者的预后较差，同时年轻患者的临床症状不明显，以分化较差的黏液腺癌较多。

2. 肿瘤部位　不少研究发现结肠癌的预后比直肠癌好，在有淋巴结转移的Dukes C期患者中结肠癌预后明显优于直肠癌。直肠癌的预后也与病灶位置关系密切。

3. 肿瘤临床表现　肿瘤直径、肿瘤的浸润固定、外侵均可影响预后。

4. 临床分期　病期晚则预后差。

·结直肠癌患者如何进行随访？·

早期结直肠癌内镜下治疗后：第1年的第3、6、12个月定期行全结肠镜随访。无残留或再发的患者，此后每年随访1次；有残留或再发的患者追加外科手术切除，每3个月随访1次（包括血清肿瘤学标志物、大便隐血实验等）：病变完全切除后每年复查1次结肠镜。分次切除的早期结直肠癌或癌前病变，有再发和残留可能。大部分再发或残留病变多发生于第1年内。

结直肠癌根治术后：① 术后2年每3～6个月进行一次随访，然后每6个月随访一次直至总共5年；② 对于T2（肿瘤侵犯至固有肌层）及以上的患者，如果患者有可能接受进一步的干预，则起初2年每3～6个月进行CEA检测，以后每6个月检测CEA直至总共5年；③ 对于高复发风险的患者（如肿瘤淋巴、脉管浸润或分化差的肿瘤），每年进行一次胸部、腹部、盆腔CT，持续3～5年；④ 1年内复查结肠镜，如术前结肠镜未进行则术后3～6个月内给予结肠镜检查。如发现高危腺瘤，则1年后再次复查结肠镜；如未发现高危腺瘤，3年内复查，以后每5年复查一次。PET-CT不作为常规推荐。

· 结直肠癌患者日常护理有哪些注意事项？·

1. 饮食护理　对结直肠癌的患者，饮食的护理当然不能忽视，日常的饮食生活中，要多吃一些新鲜易消化、多纤维食品，采用定时与均衡的饮食、食物品种齐全、细嚼慢咽的饮食方法，以帮助患者吃得好、吃得科学、吃得健康。

2. 锻炼身体　积极地锻炼身体，能提高身体的免疫能力，抵抗疾病的侵袭。患者在康复的期间，除了注意卧床休息之外，在病情得到缓解时，一定要坚持锻炼，这样不仅能增加机体免疫力，改善血液循环，促进新陈代谢，还可消除抑郁的情绪，松弛紧张的精神，有利于病情的缓解。

3. 树立信心、保持良好的心态　对癌症疾病，患者树立信心、拥有良好的心态是非常重要的，这对疾病的康复有着很大的帮助。但实际上，大部分患者在确诊疾病后，都会出现恐惧、焦虑、绝望等心理，这样在很大程度上影响到治疗效果。

（五）中医知识

· 中医如何诊断和治疗结直肠癌？·

中药处方请遵医嘱，请勿擅自服用。

1. 湿热内蕴型

主症：腹部胀痛阵作，烦热口渴，下利赤白或泻下脓血，伴有里急后重或肛门灼热。舌质红，舌苔黄腻，脉弦数。

治则：清热化湿解毒。

方药：槐花地榆汤。槐花、地榆、炒黄柏、炒黄芩、炒薏苡仁、败酱草、白头翁、马齿苋、生薏苡仁。

随症加减：腹硬满而痛者加延胡索、川楝子、炮山甲；热结便秘者加大黄、川朴、枳实；大便下血者加茜草、侧柏炭、血余炭等。

2. 瘀毒内结型

主症：腹部刺痛，腹痛拒按，泻下脓血，伴有里急后重。舌质紫暗或有瘀斑，舌苔黄腻，脉涩细数。

治则：热解毒化瘀。

方药：桃红四物汤。桃仁、红花、当归尾、乌药、五灵脂、炒白术、败酱草、白头翁、马齿苋、薏苡仁。

随症加减：腹部结块者加夏枯草、莪术、乳香、没药、昆布、海藻；大便下血者加茜草、侧柏炭、血余炭等。

3. 脾虚湿滞型

主症：面色少华或萎黄，肢倦乏力，不思纳谷，时有腹胀或腹部隐痛，大便溏薄或夹不消化之物，或胸闷呕恶。舌苔白腻，脉细濡。

治则：健脾益气化湿。

方药：香砂六君子汤。广木香、砂仁、炒薏苡仁、炒党参、炒白术、云茯苓、淮山药、炙鸡内金、陈皮、炒谷芽、炒麦芽。

随症加减：胸闷呕恶明显者加姜半夏、竹茹、藿香、佩兰等；腹泻不禁者加升麻、石榴皮。

4. 气血两虚型

主症：面色无华或苍白，神疲气短，形体消瘦，时有便溏或脱肛下坠，或腹痛绵绵。舌质淡苔薄白，脉细或沉细无力。

治则：益气健脾养血。

方药：八珍汤。炙黄芪、炒党参、西当归、大白芍、熟地黄、炒白术、制黄精、炒薏苡仁、紫丹参、甘草。

随症加减：兼白细胞减少者加补骨脂、鹿角片、仙灵脾等；心悸失眠者加柏子仁、炒枣仁、远志；纳差食滞者加砂仁、白豆寇、炒谷芽、炒麦芽、陈皮；便血者可加艾叶、槐花炭、三七粉等。

5. 脾肾阳虚型

主症：面色萎黄或苍白，腰酸膝软，胃寒肢冷，腹部冷痛，喜温喜按，五更泄泻或污浊频出不禁。舌质淡胖或有齿印，舌苔薄白，脉沉迟或沉细。

治则：补脾温肾为主。

方药：附子理中汤合四神丸。制附子、干姜、炒党参、炒苍术、炒白术、肉豆蔻、补骨脂、诃子、吴茱萸、炒薏苡仁、云茯苓、淮山药。

随症加减：腹泻无度者加石榴皮、罂粟壳；尿少腹水者加大腹皮、泽泻、猪苓、白茅根；便血色暗者加灶心土、侧柏炭；肾阳虚明显者加仙灵脾、巴戟天、肉桂。

6. 肝肾阴虚型

主症：头晕目眩、腰酸腿软，五心烦热或潮热盗汗，口渴咽干，或腹痛隐隐，大便秘结。舌红少苔或无苔，脉细数。

治则：益肝滋肾，润肠通便。

方药：知柏地黄汤合二至丸。知母、黄柏、细生地黄、云茯苓、山茱萸、粉丹皮、枸杞子、何首乌、泽泻、女贞子、旱莲草、淮山药。

随症加减：便秘偏体虚者加柏子仁、郁李仁、火麻仁；便秘偏体实者加生大黄、枳实等；盗汗潮热明显者加青蒿、地骨皮、碧桃干；兼有腹内结块者加鳖甲、龟板、三棱、莪术。

在实际临床应用中，医生还须根据患者的具体情况及疾病所处的不同阶段，采取辨病与辨证相结合的原则，随证治之，方可取得较好的疗效。

·推荐给结直肠癌患者的中医食疗方有哪些？·

1. 淮山党参陈皮鹌鹑汤

（1）材料：鹌鹑2只，瘦肉250 g，生姜3片，党参15 g，淮山药15 g，陈皮9 g。

（2）烹制：淮山药、党参、陈皮洗净，浸泡约半个小时；鹌鹑洗净；猪瘦肉洗净，切成3 cm×3 cm块，一起与生姜放进瓦煲内，加入浸泡过的药材，加入清水2 500 mL（约10碗水量），武火煲沸后改为文火煲约2.5小时，调入适量盐、油便可。

2. 清补凉乳鸽汤

（1）材料：淮山药、芡实各20 g，枸杞子、沙参、玉竹各15 g，红枣

4个，乳鸽2只，猪瘦肉150 g，生姜3片。

（2）烹制：各药材洗净，稍浸泡，且红枣去核，乳鸽与猪瘦肉洗净同置沸水中稍煮2分钟。然后一起与生姜放进瓦煲内，加入清水2 500 mL（约10碗水量），武火煲沸后改文火煲约2小时，调入适量食盐和少许生油便可。

3. 调元沙律

（1）材料：紫椰菜25 g，苹果50 g，黑木耳25 g，鲜蘑菇50 g，莲藕25 g，山楂泥25 g，红花泥25 g，盐、沙律酱。

（2）烹制：紫椰菜、黑木耳、鲜蘑菇切丁飞水，苹果去皮去核切丁，莲藕洗净去皮切丁。分别放入盛器内，加盐、山楂泥、红花泥、沙律酱调和即可。

4. 山萸肉芡实煲瘦肉

（1）材料：山茱萸9 g，芡实20 g，瘦肉500 g。

（2）烹制：山茱萸、芡实洗净；瘦肉洗净，切块；山萸肉、芡实、瘦肉放入炖盅，加适量清水，炖2小时，加盐调味即可。

5. 石斛麦冬瘦肉汤

（1）材料：猪瘦肉60 g，石斛10 g，麦冬15 g，红枣4个。

（2）烹制：猪瘦肉洗净，切件；石斛、麦冬、红枣（去核）洗净。把全部用料放入锅内，加清水适量，武火煮沸后，文火煲1～2小时，调味供用。

6. 杞子滚牛肝汤

（1）材料：枸杞子30 g，牛肝200 g，牛肉200 g，生姜3片，葱花适量。

（2）烹制：枸杞子洗净；牛肝洗净切薄片状；牛肉洗净，切薄片。先用清水1 500 mL（约6碗水量）煲枸杞子、牛肉为汤。起油锅下葱、姜，下牛肝煸炒片刻，下牛肉汤，滚至牛肝熟透，调入适量食盐和少许生油便可，牛肝、牛肉可捞起，拌入酱油佐餐用。

第五章　甲状腺癌

第一节　经典病例

·病例摘要·

患者，汤某（以下称“汤女士”），女，30岁。发现喉部增大伴有情绪烦躁3月余，患者平素身体健康，无特殊不良生活及饮食嗜好。患者3个月前因家中琐事时觉情志不舒，伴有咽部不适感，遂进行体检，行甲状腺超声检查，提示左侧甲状腺结节（12 mm × 13 mm），伴有钙化，患者遂进一步行甲状腺穿刺活检，穿刺病理提示：甲状腺乳头状癌。患者一般情况可，无特殊不适症状，体重略有下降。

·检查·

1. 体格检查　甲状腺触诊可及左侧皮下肿块，移动度差。

2. 实验室检查及其他辅助检查

（1）血常规、生化、肿瘤指标、甲状腺功能、心电图、胸部CT均正常。

（2）病理检查：乳头状癌，未见淋巴结转移。

·诊断·

甲状腺癌。

·治疗·

患者于2个月前行左侧甲状腺切除术，手术顺利，术中未发现淋巴结转移，术后长期服用左甲状腺素补充甲状腺素，并口服中药治疗。治疗后，病情稳定。

· 预后 ·

预后预期良好。定期复查甲状腺功能及甲状腺B超，根据指标调整左甲状腺素剂量。

第二节　病例剖析

一、解剖学相关知识

甲状腺分左右两叶，位于甲状软骨下方气管两旁，中间以峡部相连，在做吞咽动作时，甲状腺也随之上下移动（图5–1）。甲状腺的血液供应非常丰富，甲状腺所分泌的甲状腺激素对能量代谢和物质代谢都有显著影响。

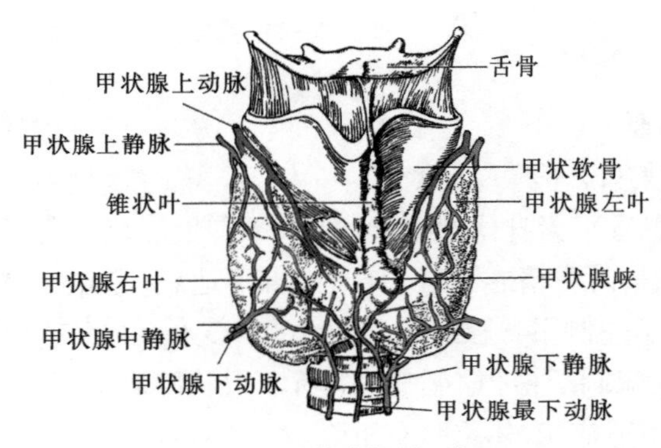

图5–1　甲状腺解剖示意图

二、知识问答

（一）概述

· 甲状腺癌发病率如何？·

甲状腺癌是内分泌肿瘤中最常见的恶性肿瘤，尤其好发于青中年女性，女性和男性的发病比例为3∶1，已成为近20年来我国癌症谱中女性恶性肿瘤上升速度最快的肿瘤。如今在一、二线城市的女性群体中，该病发病率基本位列前三名，有的甚至已跃居榜首。同时沿海地区也成为甲状腺癌的高发区和诊疗集中区。

·甲状腺癌有哪些临床表现？·

本章经典病例中的患者汤女士，平素身体健康，无特殊不良生活及饮食嗜好，3个月前因家中琐事时觉情志不舒，伴有咽部不适感，遂于医院就诊，经过详细检查后诊断为“甲状腺癌”。那么，甲状腺癌有哪些临床表现呢？

甲状腺癌早期可无明显症状，当病情发展到一定程度时，常出现以下5种症状。

（1）颈前可触及肿块。

（2）颈部疼痛。

（3）面色潮红。

（4）心悸。

（5）腹泻。

当甲状腺癌侵及周围组织或转移至淋巴结时，可出现以下3种症状。

（1）声音嘶哑。

（2）呼吸困难。

（3）体重减轻。

（二）检查与诊断

·有哪些检查可以帮助诊断甲状腺癌？·

汤女士去医院就诊后，做了甲状腺超声检查，提示左侧甲状腺结节（12 mm×13 mm），伴有钙化，患者遂进一步行甲状腺穿刺活检，穿刺病理提示：甲状腺乳头状癌。那么，诊断甲状腺癌有哪些检查呢？

1. 影像学检查　甲状腺癌的影像学检查方法主要包括X线检查、CT、超声、放射性核素显像等方法，其主要用于甲状腺癌的诊断、分期、再分期、疗效监测及预后评估等。在甲状腺癌的诊治过程中，应根据不同的检查目的，合理、有效地选择一种或多种影像学检查方法。

（1）颈部正侧位软组织X线检查：观察气管有无移位，管腔有无狭窄。甲状腺肿瘤有时会出现钙化，可作为诊断参考。大块、致密、边界清楚的钙化多为良性；显影淡、边界模糊外形不规则、小絮片状钙化常为恶性指征。

（2）胸部及骨骼X线检查：常规胸片观察有无肺转移。骨转移常发生在颅骨、锁骨、肋骨、脊椎骨等处，一般表现为溶骨性破坏，无骨膜反应。

（3）颈部CT检查：观察肿瘤部位、范围、气管受累情况及颈总动脉受累情况。

（4）胸部CT检查：如有条件，应作为常规检查以发现早期转移灶。

（5）放射性核素检查：甲状腺组织能特异性摄取碘及^{99m}Tc，可根据显像情况判断甲状腺的形态、位置、大小及甲状腺内的占位病变。根据吸收锝或碘的功能差异，分成热结节、温结节、冷结节。热结节绝大多数为良性，温结节亦多为良性，冷结节约1/4为恶性。

（6）B超检查：根据B超图像可判断病变发生的部位、大小、物理性质，亦可为定性提供参考。目前甲状腺超声造影广泛应用于临床，其对甲状腺结节的良恶性判断具有突出的鉴别意义。

2. 细胞学检查　甲状腺细胞学检查：采用细针穿刺技术，取得细胞学诊断依据，本法对定性诊断有一定参考价值，临床已经广泛应用。

3. 实验室检查

（1）降钙素的检测：对诊断甲状腺髓样癌、观察术后动态变化、确定其复发及转移有重要参考价值。

（2）甲状腺球蛋白的检测：不能作为特异性肿瘤标志物用于定性诊断，但作为术后监测有一定价值。

（3）血清学肿瘤标志物检测：如细胞角蛋白-19等。

（三）治疗

· 甲状腺癌有哪些治疗方法？·

汤女士确诊后首先进行左侧甲状腺切除术，手术顺利，术中未发现淋巴结转移，术后长期服用左甲状腺素纳片（优甲乐）补充甲状腺素，并口服中药治疗。那么，甲状腺癌到底是怎么治疗的，有哪些治疗方法呢？

1. 手术治疗　全面的治疗计划和必要的影像学检查（临床分期检查，特别是精确的N分期）均应当在手术治疗前完成。

2. 放疗　甲状腺乳头状癌对放射线敏感性较差，且甲状腺邻近重要组织众多，如甲状软骨、气管软骨、食管及脊髓等，均对放射线耐受性较低，大剂量照射常引起严重并发症，一般不宜采用，尤其作为常规术后辅助治疗更属错误。适应证：仅对镜下或肉眼有残留者，可以辅以放疗，有姑息治疗的效果。

3. ^{131}I治疗　主要用于治疗甲状腺癌的远处转移。一般需先行全甲状腺切除术，以增强转移灶对碘的浓集。癌组织的吸碘能力与其病理组织结构有关，一般癌组织中含滤泡结构愈多，愈完整，胶质愈多，其浓集碘的能力愈高；癌组织分化越差，吸碘越少。未分化癌几乎不吸碘，滤泡样癌吸碘较多，次之为乳头状癌。适用于晚期患者，尤其广泛转移、全身情况较差者。

4. 内分泌治疗　甲状腺素可抑制脑垂体前叶分泌促甲状腺激素（TSH），从而对甲状腺组织的增生起到抑制作用。但是否可以抑制肿瘤的复发，现尚没有前瞻性资料证实。目前使用左旋甲状腺素片（*L*-Thyroxine）或甲状腺素片，仅起替代作用。

5. 化疗　由于甲状腺组织具有天然的多药耐药基因产生P-糖蛋白高表达现象，故甲状腺癌化疗敏感性很差。目前主要用于不能手术或远处转移的晚期癌肿，常用药物阿霉素+顺铂，有时可以起到姑息作用，但不作常规术后化疗。

（四）预后与护理

· 影响甲状腺癌预后的因素有哪些？·

（1）甲状腺癌是人类已知的恶性程度最低的肿瘤，切除后经过规范化的治疗，大部分预后都比较好，复发率低。

（2）对分化型甲状腺癌行全甲状腺切除者，甲状腺球蛋白（TG）明显升高提示肿瘤有复发可能；对髓样癌患者，血清降钙素水平如大幅度升高，也提示肿瘤复发或转移。

(3) 如果检查发现肿瘤出现局部复发或颈部、上纵隔淋巴结转移，多数患者仍可通过再次手术达到根治。

· 甲状腺癌患者如何进行随访？·

(1) 手术切除一侧或全部甲状腺后，应常规补充甲状腺素。手术后2个月复查甲状腺功能，在医生的指导下调整左甲状腺素的用量。

(2) 甲状腺癌手术后，应定期复查以发现可能出现的肿瘤局部复发或转移。一般建议术后3个月、6个月、1年定期复查，1年后每半年复查一次。

· 甲状腺癌患者日常护理有哪些注意事项？·

1. 饮食护理　甲状腺癌患者应吃富有营养的食物，如新鲜蔬菜，避免吃肥腻、香燥、辛辣之品。

2. 特殊护理

(1) 甲状腺切除及颈淋巴结清扫后，一些患者甲状旁腺受到损伤，部分患者出现低钙血症，应及时补充钙剂，方法包括口服或静脉输注钙剂，以尽量达到或接近正常血钙水平。出院后仍应定期复查血钙及甲状旁腺素水平，继续补充钙剂。

(2) 喉返神经及颈部其他神经损伤患者，应进行功能训练，以尽快恢复或代偿受损的神经功能。

(3) 在日常生活中，特别是女性朋友，要注意避免应用雌激素，因为它对甲状腺癌的发生起着促进的作用，需要警惕。

(4) 甲状腺癌患者还要注意日常保持精神愉快，防止情志内伤，这是一个很重要的方面。

(五) 中医知识

· 中医是怎么认识甲状腺癌的？·

《普济方·诸疮肿·瘿瘤论》对包括石瘿在内的瘿病，出现咽喉噎塞症状等，记载有系列的治疗方法和方药。《外科正宗·瘿瘤论》指出本病"坚硬如石，举动牵强，咳嗽生痰，皮寒食少者"为逆证。此书和《医宗金鉴·外科心法要诀》都制订了理气开郁、化痰消坚、补肾养血、散坚行瘀等治疗方法，拟定了海藻玉壶汤、调元肾气丸、通气散坚丸、活血散瘿汤等作为治疗本病的常规方剂，这些文献对于治疗本病有一定的参考意义。

·中医如何诊断和治疗甲状腺癌？·

中药处方请遵医嘱，请勿擅自服用。

1. 气滞痰凝型

主症：瘿囊内的肿物坚硬如石，生长较快，高低不平，皮肤颜色不变。肿块无痛感，但瘿囊有发胀感。伴有性情急躁或郁闷不舒，胸胁胀满，口苦咽干，纳呆食少。舌苔白或白腻，脉弦滑。

证候分析：因肝失所养，以致疏泄不畅，或痰毒瘀阻气机，均可产生气机郁结，气机郁结又可进一步生痰，这种病理变化主要表现于局部更明显。因气滞痰凝的继续发展，造成肿块增大、结硬。

治则：解郁疏肝，软坚化痰。

方药：海藻玉壶汤合开郁散加减。海藻、昆布、贝母、半夏、青皮、陈皮、当归、川芎、连翘、甘草、白芍、白芥子、柴胡、白术、全蝎、茯苓、郁金、香附、天葵草。

随症加减：可加葎草、黄药子、夏枯草、猫爪草。

2. 气血瘀滞型

主症：肿块增长迅速，坚硬如石，表面不光滑，高低不平，不能随吞咽动作而上下活动，肿块与基底部固定，自觉疼痛。患处皮肤青筋显露。伴形体渐瘦，神疲乏力；或伴声音嘶哑，吞咽和呼吸困难。舌质红有瘀斑，苔黄，脉弦数。

证候分析：因痰毒瘀结，阻滞了气机的运行，而使组织气血瘀滞，并与痰互结，多种病理产物复合积聚，故肿块增长快，坚硬如石，表面高低不平、疼痛，并有压迫症。

治则：化痰解毒，活血化瘀。

方药：散肿溃坚汤加减。黄芩、龙胆草、瓜蒌根、黄柏、知母、桔梗、昆布、柴胡、炙甘草、三棱、连翘、葛根、白芍、当归、升麻。

随症加减：可选加莪术、炮山甲、鬼箭羽、海藻、昆布、干蟾皮、白英、龙葵；若瘀滞化成热毒者，可加七叶一枝花、半枝莲、青黛、山豆根、白花蛇舌草、十大功劳、守宫、鳖甲、龟板。

3. 气血耗伤型

主症：肿块逐渐增大，坚硬如石，活动度差，病程较长。伴有形体消瘦、神疲乏力、心悸气短、自汗盗汗、头晕目眩。舌质淡，苔白，脉细弱。

证候分析：因痰毒瘀变不仅可以使部分气血转变为瘀毒，而且痰毒之邪尚可抑制脾胃化生气血，都可导致气血耗伤。此一方面使气血转化为瘀毒而致肿块增大、变硬，另一方面由于气血亏损、毒邪聚积而发生恶病质。

治则：补益气血，消肿散结。

方药：活血散瘿汤。白芍、当归、陈皮、川芎、半夏、熟地黄、人参、茯苓、丹皮、红花、昆布、木香、甘草、青皮、肉桂。

随症加减：可酌加川贝母、胆南星、鹿衔草、猫爪草、半枝莲、天竺黄、七叶一枝花。

4. 阴虚火旺型

主症：肿块坚硬如石，推之不动，局部僵硬，患部皮肤紫暗，伴形体羸瘦，皮肤枯槁，口苦口干，失眠心烦，大便干结，小便短赤，腰酸痛，全身无力。舌质红，少苔，脉沉细数。

证候分析：病变发展至晚期，邪毒进一步耗伤气阴；或经放疗、化疗、手术创伤等，均可损伤阴血物质，而阴虚则火旺则出现阴不潜阳的全身性症状。

治则：滋补肝肾，行瘀消坚。

方药：调元肾气丸。生地黄、山茱萸、山药、丹皮、茯苓、人参、当归、泽泻、麦冬、龙骨、地骨皮、木香、砂仁、黄柏、知母。

随症加减：胸胁刺痛甚者，加香附、桃仁，以理气活血止痛；胸闷、苔腻者，加陈皮、半夏，以理气化痰。可酌加白花蛇舌草、肿节风、十大功劳、半枝莲、藏青果、射干、川贝母、鹿衔草。

· 推荐给甲状腺癌患者的中医食疗方有哪些？·

1. 甘麦大枣粥

（1）材料：小麦50 g，大枣10枚，甘草10 g，粳米100 g。

（2）烹制：先煎甘草，去渣；后入小麦及大枣，再加粳米煮烂。

2. 山药粥

（1）材料：鲜山药100 g或干者50 g切碎，粳米60 g。

（2）烹制：煮粥，早晚食用。

3. 合欢饮

（1）材料：合欢树皮3 g，甘草、木香各6 g，贝母、白术、茯苓、乌药、黄芪、酸枣仁、当归、远志、党参、香附各10 g，白糖30 g。

（2）烹制：以上药物洗干净，放入瓦锅内，加水适量。瓦锅置武火上烧沸，再用文火煎煮25分钟，停火，过滤留汁液，在汁液内放入白糖搅匀即成。每日3次，每次饮150 g。

4. 百合粥

（1）材料：干百合30 g或鲜百合60 g，冰糖适量，粳米60 g。

（2）烹制：加冰糖适量与粳米煮粥，早晚分服。

第六章　乳腺癌

第一节　经典病例

·病例摘要·

患者，张某（以下称“张女士”），女，40岁。因自觉无痛性右侧乳房肿块5天就诊。患者平素身体健壮，但工作繁忙，情绪焦虑。

·检查·

1. 体格检查　右侧乳房外上象限乳晕边触及一大小约3.0 cm × 3.0 cm的肿块，质硬，表面不光滑，边界欠清，活动度差，无触痛。右侧腋下可触及一枚肿大淋巴结，大小约1.5 cm × 1.0 cm，质硬韧，界限清楚，活动度尚可。

2. 实验室检查及其他辅助检查

钼靶X线检查：患者于2015年5月23日至医院查乳房钼靶X线检查，见肿物边界不规则，为毛刺状的高密度影，其内见砂砾样钙化。

·诊断·

乳腺癌。

·治疗·

于局麻下行肿物切除，快速冰冻切片检查进一步确诊乳腺癌，遂行乳腺癌根治术。治疗后，病情稳定。

·预后·

预后预期尚可。手术1个月后，进行复查，病情稳定。

第二节　病例剖析

一、解剖学相关知识

乳腺位于皮下浅筋膜的浅层与深层之间。浅筋膜伸向乳腺组织内形成条索状的小叶间隔，一端连于胸肌筋膜，另一端连于皮肤，将乳腺腺体固定在胸部的皮下组织之中。

二、知识问答

（一）概述

·乳腺癌发病率如何？·

提到乳腺癌，很多的女性朋友都心有余悸。乳腺癌堪称女性的第一杀手，著名的艺人姚贝娜、阿桑及林黛玉的扮演者陈晓旭都是因为乳腺癌去世的。

据资料统计，乳腺癌发病率占全身各种恶性肿瘤的7%～10%。它的发病常与遗传有关，40～60岁、绝经期前后的妇女发病率较高，仅1%～2%的乳腺患者是男性，通常是发生在乳房腺上皮组织的恶性肿瘤。下面告诉大家哪些人群易患乳腺癌。

易患乳腺癌的人群：

1. 常用激素类药品或化妆品　研究证明：滥用含雌激素类的保健品，可能导致乳腺癌。

2. 反复做人工流产手术　很多女性在做人流前总是问医生：人流对身体有多大影响？而她们考虑的一般都是指对肉体的损伤及疼痛，而没有认识到不痛不痒的激素变化对人体的影响。

3. 乳腺增生多年不愈　乳腺增生是一种慢性疾病，尽管不是每一例乳腺增生都会恶变，但两者之间的诸多联系，提示人们要积极进行乳腺保健与治疗。

4. 有乳腺癌家族史　除去环境因素，遗传基因也影响着我们的疾病发生。2013年，37岁的好莱坞红星安吉丽娜·朱莉经接受了预防性的双乳房切除术，这是因为医生测试出朱莉带有一个“缺陷”基因，通过基因检测提前预知乳腺癌和卵巢癌，并切除双侧乳腺和卵巢，一时间让全世界都知道了“BRCA基因检测”这个名词。手术后她患乳腺癌的概率已经从87%下降到5%。

5. 未哺乳　哺乳可以降低妇女患卵巢癌和乳腺癌等疾病的概率。哺乳过的女性患乳腺癌的概率会大大少于从未哺乳的妇女，以及未生育或35岁以后才生育、40岁以上未曾哺乳或生育的妇女。

6. 肥胖或过多摄入脂肪　乳腺癌与脂肪摄入有一定关系，所以在儿童发育时期应该注意营养均衡，在青春期应该控制脂肪和动物蛋白的摄入，注意锻炼身体，绝经期要控制总热量的摄入，避免肥胖。

7. 精神抑郁，情绪不稳定　根据世界卫生组织公布的相关数据，癌症患者的抑郁症发病率为20%～45%，大大高于普通人群发病率，而乳腺癌患者的抑郁倾向尤为明显。

8. 反复长期接触各种放射线（多次放射线等）　目前已经肯定的事实是接触电离辐射可以增加肿瘤发病率。肿瘤是人和动物在接受射线照射后最严重的远期病理变化的结果，电磁辐射诱发乳腺癌的因素可能不可忽视。

9. 独身未育或婚后不育　目前，发生乳腺癌、卵巢癌和子宫内膜癌最明确的危险因素之一就是女性生育子女数：相比较于经产妇女，未生育妇女患这些癌症的危险较高。

10. 月经初潮过早或绝经晚　如初经在12岁以前、停经过晚（55岁以后才停经）者。当今儿童营养丰富，滥用补品，月经普遍提前，或者是一些女性为延长生育期，人为延迟绝经，出现月经初潮提前、绝经推迟，或者不育晚育等使乳腺受雌激素作用时间过长，大大增加了乳腺癌的发病率。

·乳腺癌有哪些临床表现？·

本章经典病例中的患者张女士，平素工作繁忙，情绪焦虑，属于乳腺癌高危人群。本次张女士因自觉无痛性右侧乳房肿块5天就诊。经过详细检查后诊断为乳腺癌。那么，乳腺癌有哪些临床表现呢？

1. 乳房肿块　是乳腺癌最常见的表现（图6-1）。

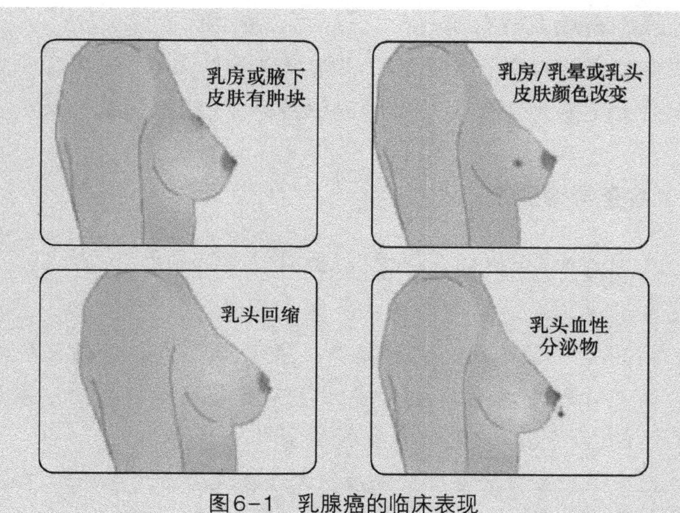

图6-1　乳腺癌的临床表现

2. 乳头改变　乳头溢液多为良性改变，但对50岁以上，有单侧乳头溢液者应警惕发生乳癌的可能性；乳头凹陷；乳头瘙痒、脱屑、糜烂、溃疡、结痂等湿疹样改变；乳头血性分泌物。

3. 乳房皮肤及轮廓改变　肿瘤侵犯皮肤的乳房悬韧带，可形成"酒窝征"；肿瘤细胞堵塞皮下毛细淋巴管，造成皮肤水肿，而毛囊处凹陷形成"橘皮征"；当皮肤广泛受侵时，可在表皮形成多数坚硬小结节或小条索，甚至融合成片，如病变延伸至背部和对侧胸壁可限制呼吸，形成铠甲状癌；炎性乳腺癌会出现乳房明显增大，皮肤充血红肿、局部皮温增高；另外，晚期乳腺癌会出现皮肤破溃形成癌性溃疡。

4. 淋巴结肿大　同侧腋窝淋巴结可肿大，晚期乳腺癌可向对侧腋窝淋巴结转移引起肿大；另外有些情况下还可触到同侧和(或)对侧锁骨上肿大淋巴结。

通过以上介绍，相信大家对于乳腺癌的症状有了一定的了解，希望对你有所帮助，如果女性发现自己乳房有不适，且有肿块，最好去医院检查治疗，有利于防止乳腺癌的发生。

· 乳腺癌高危人群有哪些？·

乳腺癌高危人群：有明显的乳腺癌遗传倾向者、既往有乳腺导管或小叶中重度不典型增生或小叶原位癌患者、既往行胸部放疗者。

（二）检查与诊断

· 有哪些检查可以帮助诊断乳腺癌？·

乳房疾病的诊断中可行特殊检查方法有：

1. 超声多普勒检查　乳房超声多普勒检查在乳房的实性及囊性疾病的鉴别诊断中具有其他检查方法不可替代的优越性，并具有对人体无损伤、检查费用低、可重复性强等优点。

2. 乳房钼靶X线检查　乳腺癌的X线表现为密度增高的肿块影，边界不规则，或呈毛刺征，有时可见钙化点，颗粒细小、密集，对于乳腺恶性肿瘤尚未达到临床可触及大小前，即可达到早期诊断目的。钼靶X线检查的放射剂量极低，其致癌危险性虽接近自然发病率，但过于反复检查，仍有潜在的致癌风险性，目前推荐检查频率不能多于每年一次。

3. 乳腺核磁共振检查（MRI）　乳腺MRI的软组织分辨率高，敏感性高于乳腺X线检查，能够三维立体地观察病变，不仅能够提供病灶的形态学特征，而且运用动态增强还能提供病灶的血流动力学情况，对于乳腺恶性肿瘤的诊断具有较高的价值。

4. 病理学检查　乳腺癌的诊断最终取决于活组织病理学检查，故病理学检查是最终确诊所需的金标准。

· 为何乳腺癌患者会延误早期诊断的时机？·

乳腺癌的早期发现、早期诊断，是提高疗效的关键。应结合患者的临床表现及病史、体格检查、影像学检查、病理学检查，进行乳腺癌的诊断与鉴别诊断。

多数患者是自己无意中发现乳腺肿块来医院就诊的，少数患者是通过定期体检或筛查被发现乳腺肿物或可疑病变的。可触及肿块可采用针吸活检或手术切除活检明确诊断。若临床摸不到肿块是靠影像学检查发现可疑病变，可借助影像学检查定位进行活检，病理学检查是乳腺癌诊断是金标准。乳腺位于人体表面，照理诊断并不困难，但就目前我国医院统计的资料来看，早期病例仍占少数，哪些原因延误了乳腺癌的早期诊断呢？

（1）女性朋友对医学科普知识了解不够，对乳腺癌的临床特点尚不认识，日常生活中缺少对这一疾病的警惕性。

（2）早期乳腺癌大多是无痛性肿物，身体可以无任何不适，既不影响生活，也不影响工作。

（3）少数妇女受陈旧观念的束缚，思想守旧，羞于查体，不愿意去医院检查乳腺。

（4）图一时的省事、方便，听信了个别人的无稽之谈，或过于迷信某个“仪器”的诊断，放松了警惕，不再进一步检查。

（5）有些人读过一些肿瘤的书籍或受周围人的影响，患了恐癌症，害怕自己患乳腺癌而不敢去医院检查，且不知身陷误区，因患不患乳腺癌不取决于去不去医院。去看医生可以排除乳腺癌，解除心理压力，一旦确诊为乳腺癌，也是早期发现，能及时治疗。

（6）生活节奏快，工作繁忙，一个个新问题的出现，忙于应对，顾不上自己的身体健康，即使有不适，也没时间去医院，随便对付一下。

以上这些错误做法造成不少乳腺癌患者延误了早期诊断的时机。

· 乳腺癌是如何筛查的？ ·

乳腺癌筛查是通过有效、简便、经济的乳腺检查措施，对无症状妇女开展筛查，以期早期发现、早期诊断及早期治疗。筛查分为机会性筛查（一般建议40岁开始，高危人群提前到20岁）和群体筛查（国际上推荐40～50岁开始）。

用于乳腺癌筛查的措施：乳腺X线、乳腺超声、乳腺MRI、临床体检和自检。

建议提前进行筛查（25～40岁），筛查间期推荐每年1次，筛查手段除了应用一般人群常用的临床体检、彩超和乳腺X线检查之外，还可以应用MRI等新的影像学检查手段。

一般人群妇女乳腺癌筛查指南见表6-1。

表6-1 一般人群妇女乳腺癌筛查指南

20～39岁	不推荐对非高危人群进行乳腺检查
40～49岁	（1）适合机会性筛查 （2）每年1次乳腺X线检查 （3）推荐与临床体检联合 （4）对致密型乳腺推荐与B超检查联合
50～69岁	（1）适合机会性筛查和群体筛查 （2）每1～2年1次乳腺X线检查 （3）推荐与临床检查联合 （4）对致密型乳腺推荐与B超检查联合
70岁或以上	（1）适合机会性筛查 （2）每2年1次乳腺X线检查 （3）推荐与临床体检联合 （4）对致密型乳腺推荐与B超检查联合

·乳腺癌如何自我检查？·

首先，每日一次，沐浴前在镜前检查。看双侧乳房是否有异常，乳头是否有凹陷或溢液。

其次，每月一次，月经一周后自检。因为乳房是受月经周期影响的器官，月经结束后一周是进行自我检查的好时机。乳腺自我检查的步骤见图6-2。

最后，每年一次进行乳腺科专业医生的检查，检查时间为月经后的一周。

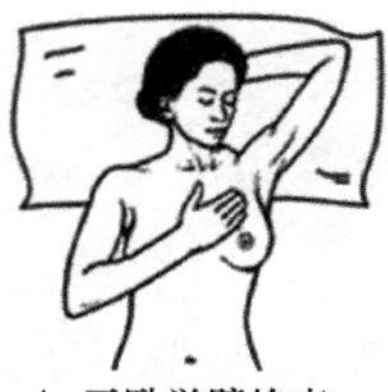
A. 平卧举臂检查乳房上方

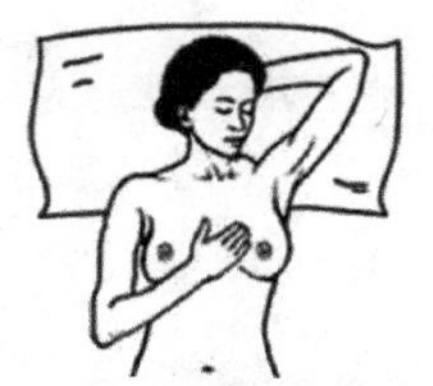
B. 平卧举臂检查乳房内侧

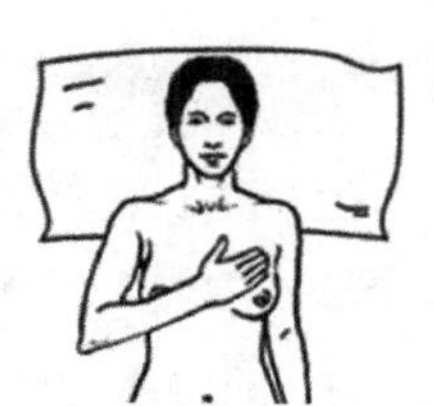
C. 手臂放下检查乳房上方

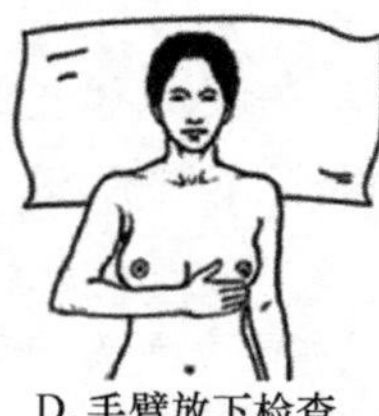
D. 手臂放下检查乳房外下方

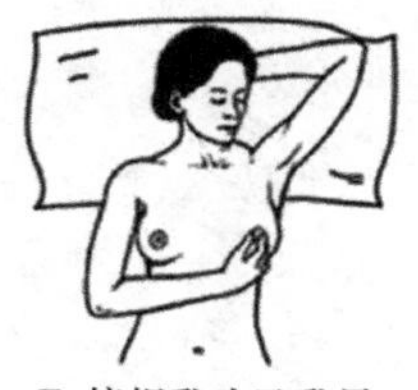
E. 挤捏乳头及乳晕检查有无溢液

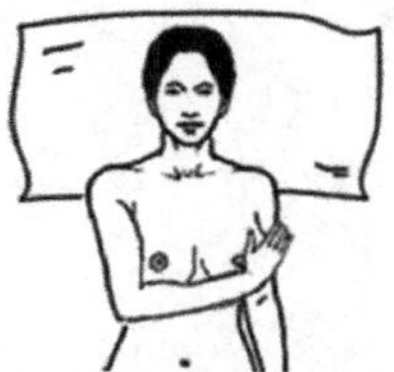
F. 手臂放下检查乳房外侧及同侧腋下

图6-2　乳腺自我检查方法

（三）治疗

·乳腺癌有哪些治疗方法？·

张女士考虑为乳腺癌，所以尽快于局麻下行肿物切除，快速冰冻切片检查进一步确诊乳腺癌。那么，乳腺癌到底是怎么治疗的，有哪些治疗方法呢？

乳腺癌治疗原则是：早期发现、早期诊断、早期治疗，其中手术治疗是乳腺癌的主要治疗手段之一，并结合乳腺癌的TNM分期、肿瘤的免疫标志物检测，进行化学药物、内分泌、放射、靶向及生物免疫治疗等。

1. 手术治疗　可行手术方法有乳腺癌根治术、乳腺癌的改良根治术、乳腺癌的扩大根治术、全乳房切除术、保留乳房的乳腺癌切除术。

（1）乳腺癌根治术：是乳腺癌手术治疗方法中的传统术式，目前仍在应用，手术应包括整个乳房、胸大肌、胸小肌、腋窝及锁骨下淋巴结整块切除。但随着多中心的随访研究显示，其与乳腺癌的改良根治术相比未能明显提高五年生存率，且胸壁完整性的破坏较明显，术后对上肢功能的影响较大，已逐渐被乳腺癌的改良根治术所替代。

(2) 乳腺癌的改良根治术：含两种术式，一是保留胸大肌，切除胸小肌；二是保留胸大肌、胸小肌。

(3) 乳腺癌的扩大根治术：是在乳腺癌根治术基础上，同时切除胸廓内动、静脉及其周围淋巴结。因其手术破坏性极强，也未能明显提高术后生存率，故很少应用于临床。

(4) 全乳房切除术：手术必须切除整个乳腺，包括腋尾部及胸大肌筋膜。该术式适宜于原位癌、微小癌及年迈体弱不宜做根治术者。

(5) 保留乳房的乳腺癌切除术：手术包括完整切除肿块及腋窝淋巴结清扫。肿块切除时要求肿块周围包裹适量正常乳腺组织，确保切除标本的边缘无肿瘤细胞浸润。该术式能较完整地保留乳房的外形，但同时具有较高复发风险，故术后必须辅以化疗、放疗，进行严密的随访观察，以防术后复发，并给予及时干预治疗。

手术是否为全切还是保乳手术方式的选择应根据：① 明确乳腺癌的临床分期；② 综合权衡患者的医疗条件；③ 具体因人而异选择手术方式。单纯乳腺切除加腋窝淋巴结清扫（Auchincloss术）是最常用的手术方式，保留胸大肌切除胸小肌的Patey术也较常用。从美容和减少心理创伤的要求出发，很多人在行Auchincloss术或Patey术时就进行一期乳房再造术以保持美观，在基层医院则仍以经典根治术为主，但改良根治术也在逐渐开展。

结合本案例该患者乳房肿块大小属T2，位于右侧乳房外上限，紧邻乳晕，且腋窝已明确有肿大淋巴结，腋窝淋巴结转移可能性极高，如明确诊断为乳腺癌，应考虑行右侧乳腺癌根治术，分站清扫腋窝淋巴结，结合腋窝淋巴结转移情况，制订术后序贯性化学药物、放疗及内分泌治疗方案。

2. 化疗　乳腺癌是实体瘤中应用化疗最有效的肿瘤之一，化疗在整个治疗中占有重要地位。由于手术尽量去除了肿瘤负荷，残存的肿瘤细胞易被化学抗癌药物杀灭。一般认为辅助化疗应于术后早期应用，联合化疗的效果优于单药化疗。并多以6个疗程为宜，可采用的化疗方案有CMF方案（环磷酰胺、甲胺蝶呤、氟尿嘧啶）、CEF方案（环磷酰胺、表柔比星、氟尿嘧啶）和TA方案（紫杉醇、阿霉素）。

化疗药物杀灭体内残存癌细胞的同时也严重影响人体重要脏器功能，故化疗期间要定期检查肝、肾功能，血细胞检测，防止出现重要脏器功能不全及骨髓抑制，及时纠正恶心、呕吐等化疗不良反应。

3. 内分泌治疗　根据手术切除标本免疫组织化学检测，明确癌灶内雌激素受体及孕激素受体表达情况，并据此可将乳腺癌患者分为激素依赖性肿瘤和激素非依赖性肿瘤，且根据绝经与否采用不同的内分泌治疗方法。

绝经前激素依赖性肿瘤患者，首选他莫昔芬，是非甾体激素的抗雌激素药物，其结构与雌激素相似，可在靶器官与雌二醇争夺雌激素受体（ER），他莫昔芬-ER复合体能影响DNA基因转录，从而抑制肿瘤的生长。可有效降低乳腺癌术后复发及转移，且可减少对侧乳房乳腺癌的发病率。但应用他莫昔芬，部分病例有子宫内膜癌的发生，应定期行妇科检查。

绝经后激素依赖性肿瘤患者，选用芳香化酶抑制剂，如来曲唑、阿那曲唑。绝经后女性雌激素主要来源于肾上腺分泌的雄激素在芳香化酶作用下转变的雌激素，所以通过芳香化酶抑制剂将这一合成过程阻断，可降低体内雌激素（主要为雌二醇），以达到防止乳腺癌复发的目的。

张女士为40岁未绝经女性，如受体检测结果为阳性，属绝经前受体依赖性肿瘤患者，可口服他莫昔芬治疗，每日20 mg，内分泌治疗疗程多在3～5年，期间应行严密随访观察，如有复发，应给予必要的手术、化学药物及放射治疗；定期检查妇科，防治子宫内膜癌等妇科疾病。

4. 放疗　是乳腺癌局部治疗的手段之一。在保留乳房的乳腺癌手术后，放射治疗是一个重要组成部分。对于复发高危病例，放疗可降低局部复发率，提高生存质量。其指征如下：

（1）有腋中或腋上组淋巴结转移者。

（2）阳性淋巴结占淋巴结总数1/2以上或有4个以上淋巴结阳性者和T3病例。

（3）病理证实胸骨旁淋巴结阳性者。

（4）原发灶位于乳房中央或内侧而做根治术后，尤其是腋窝淋巴结阳性者。

（5）腋窝淋巴结阳性少于4个；T3或腋窝淋巴结阳性超过4个；T1～T2者为放疗的相对适应证。

如张女士术后腋窝淋巴结明确有转移，应行放疗治疗，属放射治疗指征，其射线照射区域含右侧前胸部、右侧腋窝、右侧锁骨上、下区域及胸骨旁淋巴结区域，并积极给予辅助、对症治疗。

5. 靶向以及生物免疫治疗　这是近年来新兴的治疗方法，其指征是HER2强阳性者，可使用曲妥珠单抗注射液。

（四）预后与护理

· 影响乳腺癌预后的因素有哪些？·

1. 年龄　越年轻则预后越差。

2. 妊娠及哺乳　此期间发生的乳腺癌预后差。

3. 肿瘤大小　在无淋巴结转移时，肿瘤直径<2 cm预后较好。

4. 肿瘤部位　在无淋巴结转移时，位于乳腺外侧及中央区的肿瘤较乳腺内侧预后好。

5. 肿瘤使皮肤及深部组织有侵犯　预后差。

6. 区域淋巴结　无淋巴结转移者10年生存率为75%～90%，而有淋巴结转移的患者仅为30%左右。预后好坏也与受累淋巴结绝对数有关，一般以腋窝淋巴结有3个淋巴结转移为界，少于此数目预后较好，大于此数目预后较差。

7. 病理组织类型　管内癌、黏液癌预后较佳，而广泛小叶及浸润性癌预后较差，髓样癌及管状癌介于两者之间。分化好的肿瘤比分化差的预后好，原位癌的五年生存率可达100%。

8. 雌激素受体(ER)和孕激素受体(PR)　两者均为阳性者预后最好,均为阴性最差,任一单项阳性时预后介于两者之间,ER阳性、PR阴性的患者预后比ER阴性、PR阳性者好。

9. 肿瘤细胞增殖状态　增殖快时有丝分裂能力强、预后差,增殖慢时有丝分裂能力低、预后好。

10. 其他　癌基因及其表达产物:这些因素包括p53(+)预后好,HER-2/neu(erbB-2)阳性预后差。

·乳腺癌患者日常护理有哪些注意事项?·

1. 饮食护理

(1) 降低食盐摄入:不吃辣酱、榨菜、腌菜、香肠、薯片、虾条、麻辣豆腐干等高盐食品。

(2) 早晚一杯牛奶:每天喝两杯牛奶,既能够保证基本的营养需要,又有利于乳房健康。乳房的形状主要由脂肪含量决定,良好的营养状况有益于乳房的发育和形态维护。研究发现,女性每日食用两份低脂乳制品,可以降低更年期之前患乳腺癌的概率。

(3) 每天3杯白开水:每个人对水的需求不同,建议每天保证三杯水,早上起床后一杯、午饭前一杯、下班前一杯。外出或锻炼的时候带一个水瓶,随时补充。

(4) 多吃新鲜蔬果:新鲜蔬果中含有丰富的维生素、矿物质、膳食纤维,能够有效地抗氧化,帮助机体抵御包括乳腺癌在内的各种疾病。

(5) 粗粮细粮搭配食用:粗粮含有丰富的纤维素,能促进肠道蠕动帮助机体排毒,还可以降低低密度胆固醇和三酸甘纳的浓度,延迟饭后葡萄糖吸收。

(6) 每天食用豆制品:大豆中含有的植物异黄酮能够抑制肿瘤生长,防止癌症,尤其是乳腺癌。

(7) 坚果、种子类:坚果类食物含有大量的抗氧化剂,可起到抗癌的效果。坚果和种子食品可增加人体对维生素E的摄入,而摄入丰富的维生素E能让乳房组织更富有弹性,但要记得选择不加盐炒制的。

（8）每周吃一次海带：海带和紫菜之所以具有缓解乳腺增生的作用，是由于其中含有大量的碘，可促使卵巢滤泡黄体化，使内分泌失调得到调整，降低女性患乳腺增生的风险。

（9）饮食要多样化：多样化饮食能够帮助乳腺癌患者保持营养的均衡，有效调节乳腺癌患者手术后的食欲。因此，在对乳腺癌患者进行饮食护理时，食物一定要多样化。并注意荤素的搭配及营养的均衡补充。同时，在对食物烹制时，要选择蒸、煮、炖的方法，尽量避免油炸。

（10）术后饮食：乳腺癌患者手术后身体十分虚弱，此时要注意补充蛋白质，提高身体免疫能力，加快创口的修复，提高治疗效果，同时也可避免转移和复发的发生。术后患者可以吃蛋类、牛奶、鱼虾及豆制品类等富含蛋白质的食物。

（11）化疗和放疗期间的饮食：乳腺癌术后化疗和放疗能起到巩固疗效的作用，但化疗期间会引发白细胞、血小板等下降，需要进食具有缓解不良反应的食物，宜多食高蛋白质，含铁量高的食物，如动物内脏、蛋黄、瘦肉、鱼、黄鳝、鸡、骨、大枣、桂圆、阿胶等。放疗时，宜食用甘凉滋润之品，如枇杷、梨、香蕉、莲藕、胡萝卜、海蜇等。

（12）多吃一些具有抗癌作用的食物：以帮助患者抑制病情恶化，为治疗赢得时间。具有抗癌作用的食物有：蘑菇、大蒜、海带等，可以在患者喜爱的饭菜中适当添加。乳腺癌患者宜食海带、海藻、紫菜、牡蛎、芦笋、鲜猕猴桃等具有化痰软坚散结作用的食物。

2. 特殊护理

（1）乳腺癌患者术后要早期进行康复锻炼，因术后会给患者造成一定程度的形体改变，这就要求患者要有充分的思想认识和准备，以顽强的意志和毅力去配合医务人员，有计划、有步骤地进行肢体功能锻炼，以促进肢体血液淋巴回流，减少肢体肿胀，使之早日恢复正常功能。患侧上肢也应减少负重活动，如提取重物等。

（2）适当恢复性生活有利于患者康复。

（3）内分泌治疗患者的注意事项：

1）内分泌治疗的适应对象为雌激素受体或孕激素受体阳性，肿瘤生长缓慢，术后无病生存期较长，伴或不伴骨和软组织转移，无症状的内脏转移以及既往内分泌治疗有效的乳腺癌患者。

2）内分泌治疗的时间：对于受体阳性的乳腺癌患者目前主张大多数患者需要化疗后给予内分泌治疗。临床试验表明服用5年三苯氧胺较2年效果好，2年好于1年，但是延长至10年，却与服用5年的疗效无差别，而静脉血栓及子宫内膜癌的发病率却有上升。因此，目前推荐三苯氧胺应该连续服用5年。

3）乳腺癌内分泌治疗需要首先判断是否绝经。

·什么是绝经？·

目前对绝经的定义是：

（1）双侧卵巢切除术后。

（2）年龄＞60岁。

（3）年龄＜60岁，停经＞12个月，没有接受化疗、他莫西芬、托瑞米芬或接受抑制卵巢功能治疗，且FSH及雌二醇水平在绝经后范围内。

（4）年龄＜60岁，正在服用他莫西芬或托瑞米芬，FSH及雌二醇水平应在绝经后范围内。

（5）正在接受LH–RH激动剂或抑制剂治疗的患者无法判断是否绝经。

（6）正在接受化疗的绝经前妇女，停经不能作为判断绝经的依据。

（7）因为尽管患者在接受化疗后会停止排卵或出现停经，但卵巢功能仍可能正常或有恢复可能。对于化疗引起停经的妇女，如果考虑芳香化酶抑制剂作为内分泌治疗，则需进行卵巢切除或连续多次检测FSH和（或）雌二醇水平以确保患者处于绝经状态。

·乳腺癌患者绝经前后内分泌治疗药物选择及不良反应是什么？·

绝经期前的患者可以选择：三苯氧胺或醋酸戈舍瑞林＋三苯氧胺或醋酸戈舍瑞林＋阿那曲唑或双侧卵巢切除。

绝经期后的患者可以选择：三苯氧胺、依西美坦、来曲唑或阿那曲唑。

患者可以根据自己的月经状况选择其中一种药物进行内分泌治疗，也可以选择其中的2种联合或序贯用药。当然，具体的内分泌治疗方案必须是在医生指导下制订。

不同的内分泌治疗方法会有不同的不良反应，但通常来讲，内分泌治疗的不良反应比化疗和放疗要少得多，也轻得多。

乳腺癌内分泌治疗可以封闭雌激素，因此它会造成类似于绝经期的一些症状，如潮热、月经周期改变、阴道干燥等。另外，内分泌治疗还可以影响骨质的钙代谢、肝脏的脂肪代谢等。

三苯氧胺可能会造成：① 潮热；② 阴道干燥；③ 月经周期改变；④ 恶心；⑤ 白内障；⑥ 子宫内膜增厚并子宫内膜癌的发病率升高；⑦ 血栓。

芳香化酶抑制剂可能造成：① 潮热；② 恶心；③ 便秘；④ 腹泻；⑤ 胃痛；⑥ 头痛；⑦ 背痛；⑧ 肌肉和关节痛。

·乳腺癌患者的术后康复有哪些注意事项？·

（1）患肢不宜行静脉穿刺及测量血压，患肢水肿可用小枕垫高，放舒适体位或向心性地按摩。

（2）不宜用患侧上肢搬动、提拉过重物品。

（3）协助患者重建正常的身体外观，改善心境增强自信，五年内避孕。

（4）出院后继续进行功能锻炼。

（5）指导健侧乳房的自我检查方法，提高自我保健意识。

（6）定期复查、化疗、放疗。

（7）乳腺癌手术后上肢功能锻炼，因术后部分患者患侧上肢运动受限，故早期进行肢体功能锻炼可使患侧肢体的关节、肌肉尽快恢复功能。锻炼方法：术后1～3日（卧床锻炼）每日可伸指、屈腕、握拳运动50～100次；术后3～4日，可每日练坐位屈肘运动50～100次；术后5～8日，可练习用手摸对侧肩及对侧手；术后9～13日，可练患侧上肢伸直、抬高和内收、屈曲。动作要求：使肩关节前屈90°。上肢平伸用健侧手托扶患侧的肘部练习肘关节屈曲活动，每屈肘90°，握拳，再伸肘90°，伸指，为一个回合（图6-3）。

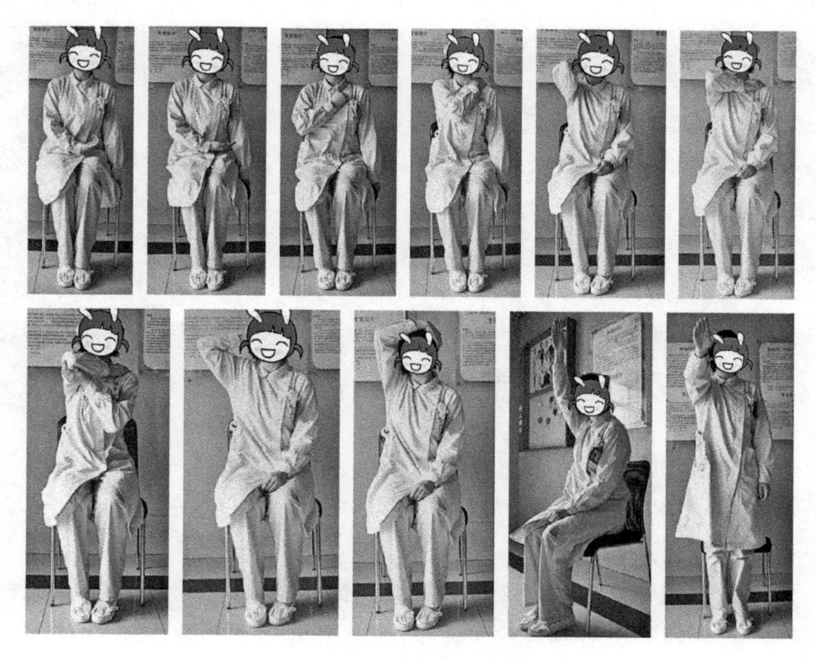

图6-3　功能锻炼步骤图

（五）中医知识

· 中医是怎么认识乳腺癌的？·

古代医书中，乳腺肿瘤被称为乳痈、乳岩、妒乳、乳毒、乳癖、乳品、乳疬、乳痰、乳石痈、石榴翻花等名称。隋代巢元方著《诸病源候论》曰："石痈者……其肿结确实，至牢有根，核皮相亲，不甚热微痛……如石。"宋代陈自明著《妇人大全良方》曰："若初起，内结小核，或如鳖、棋子，不赤不痛，积之岁月渐大，岩崩破如熟石榴，或内溃深洞，此属肝脾郁怒，气血亏损，名曰乳岩。”宋代医家窦汉卿的《疮疡经验全书》对乳腺癌描述较为详尽，曰：“乳岩乃阴极阳衰，血无阳安能散，致血渗于心经，既生此疾；捻之内如山岩，故名之，若未破可疗，已破难治。早治得生，迟则内溃肉烂见五脏而死。”元代朱丹溪著《格致余论》中说：“忧怒抑郁，昕夕积累，脾气消阻，肝气横逆，遂成隐核，如大棋子，不痛不痒，数十年后方疮陷，名曰乳岩，以其疮形嵌凹似岩穴也，不可治矣。”明代陈实功在《外科正宗》曰：“经络疲惫，聚结成核，初如豆大，渐如棋子，半年一年，二载三载，不痛不痒，渐渐而大，始生疼痛，痛则无解。日后肿如堆栗，或如覆碗，色紫气秽，渐渐溃烂，深者如岩穴，凸者如泛莲，疼痛连心，出血作臭，其时五脏俱衰，四大不救，名曰乳岩，凡犯此者，百人百必死。”总之，古代文献对乳腺肿瘤的论述很多，不仅对乳腺肿瘤的病因、病机有详细的记载，而且详尽阐述了与现代医学极其相近的乳腺肿瘤形态学分类和临床诊治标准。

· 中医如何诊断和治疗乳腺癌？·

中药处方请遵医嘱，请勿擅自服用。

1. 肝郁气滞型

主症：发病与精神刺激有关，精神忧郁，胸闷不舒，两胁作胀，时有窜痛，乳内肿块质地坚硬。脉弦滑，舌苔薄白或薄黄。

治则：疏肝理气，化痰散结。

方药：逍遥散合海藻玉壶汤加减。柴胡、香附、八月札、当归、白芍、郁金、海藻、昆布、瓜蒌、莪术、山慈姑。

随症加减：血瘀作痛者加王不留行，口干口渴者加生地黄、玄参。

2. 肝郁化火型

主症：心烦易怒，头痛失眠，面红耳赤，口苦咽干，便燥溲赤，乳房肿块坚硬，表面高低不平，状如堆栗。脉弦数，舌红苔黄。

治则：疏肝解郁，泻火解毒。

方药：清肝解郁汤合丹栀逍遥散加减。柴胡、生地黄、当归、白芍、栀子、丹皮、香附、茯苓、半枝莲、白花蛇舌草、金银花、土茯苓、生甘草。

随症加减：热毒炽盛者加黄连、蒲公英，有淋巴转移者加牡蛎、海藻、薏苡仁，便秘者加枳实、青皮。

3. 肝肾不足，冲任失调型

主症：月经失调，腰腿酸软，耳鸣目眩，五心烦热，潮热出汗，乳房肿块高低不平，乳头时有渗流污血。脉细数，舌质红，苔薄白。

治则：补益肝肾，调理冲任。

方药：二仙汤合四物汤加减。仙茅、仙灵脾、柴胡、当归、白芍、熟地黄、香附、青皮、巴戟天、鹿角、菟丝子。

4. 气血亏虚型

主症：头晕目眩，心悸气短，面色皖白，神疲乏力，失眠盗汗，大便溏薄，小便清长，淋巴结转移，恶液质，多见于晚期乳癌。脉沉细无力，舌淡苔白腻。

治则：益气养血，解毒散瘀。

方药：香贝养荣汤加减。香附、贝母、党参、茯苓、陈皮、熟地黄、当归、白芍、白术、凤尾草、茯神、酸枣仁、白花蛇舌草。

随症加减：气虚明显者加黄芪，津亏烦渴者加芦根、天花粉、沙参、麦冬。

·推荐给乳腺癌患者的中医食疗方有哪些？·

1. 木瓜墨鱼汤

（1）材料：排骨大半扇600～800 g，木瓜1个，比巴掌略大的墨鱼干2只，生姜1小块，盐1小匙。

（2）烹制：墨鱼干冷水浸泡2～4小时至软，去骨，洗净切片。生姜切片，备用；木瓜去皮切块；排骨洗净砍成块，加清水，煮沸后关火，撇去浮沫，沥干水；在铸铁锅（或砂锅）内放入排骨块、木瓜块、墨鱼片、姜片，加足水，大火烧开后转小火煲3小时，起锅时加盐即可。

2. 猫爪草煲瘦肉

（1）材料：猫爪草20～30 g，夏枯草45 g，猪瘦肉500 g，生姜2

片。盐3 g,味精1 g。

（2）烹制：猫爪草、夏枯草洗净，稍浸泡，猪瘦肉洗净，整块不用刀切。然后一起与生姜放瓦煲内，加入清水2 500 mL(约10碗水量)，武火煲沸后，改为文火煲约2.5小时，调入适量的食盐和生油便可。如用于治疗可每周2～3次。

3. 香附路路通蜜饮

（1）材料：香附20 g，路路通30 g，郁金10 g，金橘叶15 g，蜂蜜30 mL。

（2）烹制：将香附、路路通、郁金、金橘叶洗净，入锅；加入适量水，煎煮30分钟，去渣取汁；待药汁转温后调入蜂蜜，搅匀即成；上午、下午分服。

4. 客家米酒煲鸽子

（1）材料：客家米酒、鸽子、姜。

（2）烹制：鸽子洗净切块，锅烧热后放少许油煮沸，将鸽子放入翻炒一下，放入姜和少许米酒一起炒5分钟铲起放入瓦锅，另将多余的米酒也放入瓦锅一起用温火煲30分钟后食用。

第七章　肝　癌

第一节　经典病例

·病例摘要·

患者，张某（以下称“张先生”），男，57岁，右上腹痛20余天伴有发热，恶心。患者平素身体健壮，每天2两白酒，吸烟30余年，每天2包，患有乙型肝炎30余年。20天前患者无明显诱因下出现右上腹疼痛，呈持续性钝痛，伴有发热及恶心，自发病以来疼痛逐渐加重，且出现乏力、腹胀、食欲下降，体重下降约3 kg，无黄疸、腹泻，无呕血、黑便等。

·检查·

1. 体格检查　右上腹触痛。

2. 实验室检查及其他辅助检查

（1）肿瘤标志物：甲胎蛋白>1 000 mg/L。

（2）腹部B超：肝脏有占位性病变，大小2 cm × 3 cm，门静脉未见癌栓。肝脏CT：考虑肝癌。

·诊断·

原发性肝癌。

·治疗·

患者排除禁忌后行肝肿瘤射频消融术。病情稳定，病灶未见活性。

·预后·

预后预期尚可。每3个月随访MRI，病情稳定。

第二节　病例剖析

一、解剖学相关知识

肝脏位于人体右侧肋骨下面，被右肋覆盖。肝脏通过镰状韧带的筋膜组织，与横膈相接，当人体仰卧或大口吸气时，由于横膈的移动，肝脏被压向肋骨正面，一部分肝脏就可从肋下触及。正常人的肝脏为橡皮样柔软的组织。

肝脏为人体最大的实质性器官，重量为体重的1/50～1/40，成年男子肝脏重达1.2～1.5 kg，而成年女子约重1 kg。肝脏平均由3 000亿个肝细胞组成，这些肝细胞中包含2 000种以上的生物酶，为人体化学反应的媒介，参与人体生命活动，肝脏因此被称为“人体化工厂”。镰状韧带将肝脏分为左、右两叶，右叶大而厚，约占全部肝脏的2/3（图7–1）。

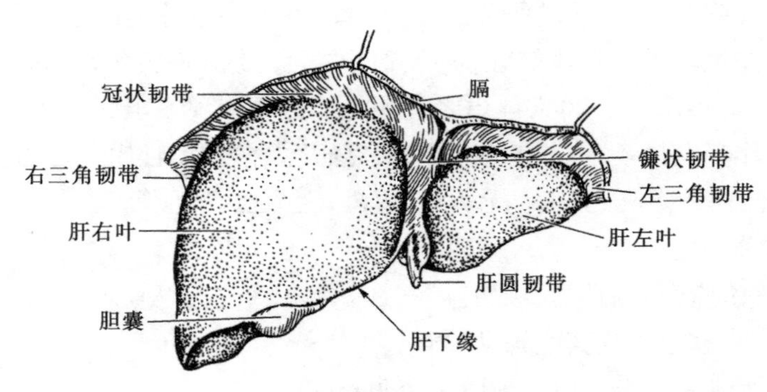

图7–1　肝脏解剖示意图

二、知识问答

（一）概述

·肝癌发病率如何？·

肝癌即肝脏恶性肿瘤，可分为原发性和继发性两大类。原发性肝脏恶性肿瘤起源于肝脏的上皮或间叶组织，前者称为原发性肝癌，后者称为肉瘤，与原发性肝癌相比较为少见。继发性或称转移性肝癌，系指全身多个器官起源的恶性肿瘤侵犯至肝脏。一般多见于胃、胆道、胰腺、结直肠、卵巢、子宫、肺、乳腺等器官恶性肿瘤的肝转移。

原发性肝癌是我国和亚非、南欧等一些国家和地区的常见恶性肿瘤之一，占全部恶性肿瘤4%。

肝癌进展很快，早期肝癌如不能被及时发现，很快就会发展到中、晚期肝癌，而中、晚期肝癌患者如不治疗，预后较差。

肝癌发病一般为35岁以上。高发区肝癌多发生于青壮年，低发区肝癌多发生于中老年。

肝癌多发于HBsAg阳性及有慢性肝病史5年以上者，乙型肝炎病毒（HBV）与肝癌有密切、特定的因果关系，乙型肝炎病毒是仅次于烟草第二种已知的人类致癌物。所有HBsAg携带者，如果生存时间足够长，不因其他原因死亡，最终将发生肝癌。40%以上的持续感染者成年后因肝癌或肝硬化死亡。在我国，丙肝病毒也成为继乙肝病毒之后，又一个导致肝硬化、继而引起肝癌的祸首。丙肝肝硬化患者中有10%～20%可能发展成肝癌。

已有研究结果提示，某些遗传缺陷患者发生肝癌的危险性增加，肝癌存在家族聚集现象。

·肝癌有哪些临床表现？·

本章经典病例中张先生出现右上腹疼痛，伴有发热及恶心，且出现乏力、腹胀、食欲下降、体重下降等症状才去医院就诊，那么肝癌有哪些临床表现呢？

肝癌的症状在早期很不明显，一般无特异性临床症状，甚至患病后较长时间毫无任何感觉。待病情发展到一定程度才会逐步产生一些以肝区疼痛、食欲下降、疲乏无力、日渐消瘦等症状。

·肝癌患者容易出现哪些并发症？·

1. 肝性脑病　肝性脑病为肝癌终末期的并发症，占死亡原因的34.9%。肝性脑病是由于肝癌晚期肝功能严重损害而导致失代偿表现，是肝癌常见的一种严重并发症，也是肝癌死亡的重要原因之一。肝性脑病的临床表现主要包括两大方面：① 肝病功能损害表现；

② 脑病表现。脑病表现可归纳为两类：一类是精神错乱，如神志恍惚、沉默、情绪低沉，讲话缓慢、口齿不清，定向能力和理解力下降，书写错误，不能完成简单运算和智力动作，睡眠改变，后期可出现木僵、嗜睡，最终发生昏迷。部分患者有欣快感和幼稚行为，酷似精神分裂症。第二类是动作行为异常，常出现运动、共济平衡失调表现，以扑翼样震颤最具特征性。脑电图检查可见异常脑电波。

2. 上消化道出血　上消化道出血是肝癌常见并发症之一。肝癌并发上消化道出血常因食管或胃底静脉曲张破裂出血所致，但也有因药物或应激引起的出血。在肝硬化门脉高压基础上发生的肝癌或门静脉、肝静脉癌栓形成，均易引起门脉压力增高导致食管下段曲张的静脉破裂出血。此合并症甚为危急，即使抢救成功也易导致肝功能迅速恶化而诱发肝性脑病或肝肾综合征。常表现为大量呕血，有时呈喷射状，色较鲜，有时以黑便为主。出血多或快时，大便呈暗红色或鲜红色，还伴随口渴、头晕、心悸、尿少，或突然出现晕厥、烦躁不安、精神萎靡等症状。

（二）检查与诊断

· 有哪些检查可以帮助诊断肝癌？·

张先生去医院查了甲胎蛋白、腹部B超和肝脏CT，提示肝癌。那么是否靠这些检测就能诊断了呢？

1. 甲胎蛋白　甲胎蛋白是肝癌的特异性标志，但血清甲胎蛋白阳性未必都是肝癌。过去一直认为该指标是诊断原发性肝癌的特异性肿瘤标志物，具有确立诊断、早期诊断、鉴别诊断的作用。而大量的临床却发现，部分肝硬化患者会长期出现甲胎蛋白达到上千，但多年都没有肝癌的迹象；同时发现约20%的晚期肝癌患者，直至病故前，甲胎蛋白仍不超过正常值。

2. 诊断标准　一般来说恶性肿瘤的病理诊断是金标准，我国肝癌诊断的临床标准为：① 具有肝硬化以及乙肝病毒（HBV）和（或）丙肝病毒（HCV）感染［HBV和（或）HCV抗原阳性］的证据；② 典型的肝细胞肝癌影像学特征。

（1）如果肝脏占位直径≥2 cm，CT和MRI两项影像学检查中有一项显示肝脏占位具有上述肝癌的特征，即可诊断原发性肝癌。

（2）如果肝脏占位直径为1～2 cm（a），则需要CT和MRI两项影像学检查都显示肝脏占位具有上述肝癌的特征（b），方可诊断原发性肝癌，以加强诊断的特异性。

（3）血清甲胎蛋白≥400 μg/L持续1个月或≥200 μg/L持续2个月，并能排除其他原因引起的甲胎蛋白升高，包括妊娠、生殖系胚胎源性肿瘤、活动性肝病及继发性肝癌等。

同时满足以上条件中的（1）+（2）a两项或者（1）+（2）b+（3）三项时，可以确立原发性肝癌的临床诊断。

肝硬化、肝炎所致原发性肝癌常发生在肝硬化基础上，两者鉴别常有困难，关键在于详细病史、体格检查联系实验室检查。肝硬化病情发展较慢有反复，肝功能损害较显著，血清甲胎蛋白阳性多提示癌变。少数肝硬化、肝炎患者也可有血清甲胎蛋白升高，但通常为“一过性”且往往伴有转氨酶显著升高，而肝癌则血清甲胎蛋白持续上升，往往超过500 ng/mL，此时与转氨酶下降呈曲线分离现象。甲胎蛋白异质体LCA非结合型含量>75%提示非癌肝病，血清甲胎蛋白阳性多提示癌变。

（三）治疗

·肝癌有哪些治疗方法？·

张先生在明确诊断后接受射频消融治疗，那么肝癌到底应该怎么治疗呢？

对于肝癌的治疗，现代医学在主张根据肿瘤大小、部位、门静脉有无癌栓、肝功能代偿等情况，分别按照下列目标治疗：一为根治，二为延长生存期，三为减轻痛苦。

故对早期＜5 cm的小肝癌力争根治性切除。对病程较晚，伴有肝硬化等而无手术指征的患者，则首选介入放射学的方法，即肝动脉化疗灌注和栓塞（TAI+TAE）等保守治疗，并在各种治疗措施取得一定疗效的基础上争取二期手术切除。随着新技术的发展，目前用于肝癌的氩氦刀冷冻、射频消融、微波消融等微创治疗手段也能取得很好的疗效。同时，靶向治疗以及生物免疫治疗也是目前的热点。

1. 肝切除术

（1）患者的一般情况良好，无明显心、肺、肾等重要脏器器质性病变。

（2）肝功能正常，或仅有轻度损害（Child-Pugh A级）；或肝功能分级属B级，经短期护肝治疗后恢复到A级；或肝储备功能（如ICGR15）基本在正常范围以内。

（3）无明确肝外转移性肿瘤。

（4）单发肝癌，表面较光滑，周围界限较清楚或有假包膜形成，受肿瘤破坏的肝组织＜30%，或受肿瘤破坏的肝组织＞30%，但无瘤侧肝脏明显代偿性增大，达全肝组织的50%以上。

（5）多发性肿瘤，结节＜3个，且局限在肝脏的一段或一叶内。

2. 介入治疗

（1）手术不能切除的中晚期原发性肝癌患者。

（2）能手术切除，但由于其他原因（如高龄、严重肝硬化等）不能或不愿进行手术的患者。对于上述患者，介入治疗可以作为非手术治疗中的首选方法。介入治疗对于包膜比较完整的巨块型肝癌、大肝癌最为有效。

（3）可手术切除患者术后预防性治疗。

3. 消融治疗　肝癌的消融治疗主要分为化学消融和热消融，热消融又包括氩氦刀、射频消融及微波消融等。消融的途径可经皮肤入路，也可在腹腔镜手术或开腹手术中应用。影像引导手段主要包括超声和CT。

肝癌消融治疗的适应证：肝肿瘤体积≤5 cm，肿瘤数目少于3个；患者身体情况不能耐受手术或者是拒绝手术者；患者肿瘤无法手术切除需要姑息性治疗者，如大肝癌或者是中央型肝癌无法手术切除；严重肝硬化无法耐受手术的小肝癌患者。

4. 靶向治疗　近年来分子靶向药物的临床应用为肝癌的治疗带来了新的突破，索拉菲尼是一种口服的多靶点、多激酶抑制剂，既可通过抑制血管内皮生长因子受体和血小板源性生长因子受体阻断肿瘤血管生成，又可通过阻断Raf/MEK/ERK信号传导通路抑制肿瘤细胞增殖，从而发挥双重抑制、多靶点阻断的作用，是治疗原发性肝癌常用的靶向治疗药物。

（四）预后与护理

· 肝癌患者如何进行随访? ·

与其他很多肿瘤相似，肝癌在治疗之后也存在复发转移的问题。因而对于肝癌的处理就不仅包括手术切除、射频消融、肝移植等治疗措施，同时也应包含治疗后的定期随诊观察，后者对于患者生存时间的影响也是十分巨大的。在随访过程中，医生可能会给您做一些血液化验和影像学检查，这些检查不仅可以让医生了解治疗后肿瘤是否出现复发，而且能显示出后续治疗中出现的不良反应，进而有助于及时调整治疗方案。

隔多久需要进行随访主要取决于患者自己的情况以及接受的治疗方式。如果您接受了肝切除术的话，一般来说术后前3个月每月复查一次。如果没有异常的话，之后改为每3个月复查一次，术后2年后可以每半年复查一次。也就是复查没有异常的时间越长，随访的间隔则可以越久。如果术后5年尚无异常则可以每年检查一次，也就和体检的频率相当了。具体的随访安排还是要根据患者的情况来具体制订的。

监测肿瘤复发是肝癌治疗后随诊的最重要的目的。肝癌复发灶可以出现在原发部位、原发灶附近、周围淋巴结或远处的器官。如果出现了肿瘤复发，医生将对其进行详尽的评估，并制订相应的治疗方案。其治疗方法主要包括再次手术、射频消融、经动脉栓塞化疗以及靶向治疗等，具体的方法需要根据复发的具体情况而定。

· 肝癌患者日常护理有哪些注意事项? ·

1. 饮食护理

(1) 肝癌患者禁忌的食品:忌羊肉、狗肉、辣椒、油炸品、烟、酒等。肝癌患者一般伴有胃底部食管静脉曲张,食物以柔软易消化为主,避免刺激性、坚硬的食物,以及过分热烫的食物,以免诱发消化出血。

(2) 肝癌患者适宜的食品

1) 要定时定量、少食多餐以减少胃肠道负担。

2) 多吃含维生素A、维生素C、维生素E的食品,多吃绿色蔬菜和水果。

3) 常吃含有抑癌作用的食物,如芥蓝、包心菜、胡萝卜、油菜、植物油、鱼等。

4) 坚持低脂肪、高蛋白质易消化食物,如瘦肉、鸡蛋、酸奶、鲜果汁、鲜菜汁。

5) 食物要新鲜,不吃发霉变质的饮食。

6) 要保持大便通畅,便秘患者应吃富有纤维素的食物及每天喝一些蜂蜜。

2. 特殊护理

(1) 从心理上给患者安慰,肝癌患者急躁易怒,家属应谅解忍让。

(2) 居住环境保持清洁舒适,房间对流通风。

(3) 用药安全:遵医嘱按时、按量用药。

(4) 健康教育:纠正不良的生活习惯,不吸烟,不喝酒,提高自我护理能力,避免有害的应激源造成的不良影响,协助其维持心身平衡。

(5) 鼓励患者参与健康人的生活,参加轻松的工作,适量的学习,在工作和学习中重新确立自己的生存价值。

(五) 中医知识

· 中医是怎么认识肝癌的? ·

中医学认为,肝癌属于“癥瘕”“积聚”“黄疸”“鼓胀”“腹水”等病征范畴。如《难经 · 五十五难》所述:“阴沉而伏,阳浮而动。气之所积名曰积，气之所聚名曰聚。故积者，五脏所生，聚者，六腑所成也。积者，阴气也，其始发有常处，其痛不离其部，上下有所终始，左右有所穷处；聚者，阳气也，其始发无根本，上下无所留止，其痛无常处，谓之聚。"《诸病源侯论·癥瘕》指出："癥瘕者，皆有寒温不调，饮食不化，与脏器相搏结所生也。"《张氏医通·杂门》描述："有瘀血发黄，大便必黑，腹胁有块或胀。"《类证治裁·黄疸》认为："阴黄系脾脏寒湿不运，与胆液浸淫，外渍肌内，则发而为黄。"《灵枢·水胀》篇记载："腹胀，身皆大，大与腹胀等也，色苍黄，腹筋起，此其候也。"《金匮要略·水气病脉证并治》谓："肝水者，其腹大，不能自转侧，胁下腹痛，时时津液微生，小便续通。"

中医学认为，肝癌是由于七情内伤、饮食劳倦，或邪毒内侵，致脏腑气血亏虚，脾虚不运，气滞、血瘀、湿热、痰毒等互结于肝脏所致。肝癌病位在肝，病机与脾密切相关，随病程进展影响胆、胃、肾等脏腑功能。早期，邪实于外，正虚于内，以实证为主；晚期，邪侵日深，耗伤气血，正气不足，则以虚证为主。

· 中医如何诊断和治疗肝癌？·

中医处方请遵医嘱，请勿擅自服用。

1. 肝气郁结型

主症：右胁胀满，胸闷不舒，情志抑郁后加重。舌苔薄白，脉弦。

治则：疏肝理气。

方药：逍遥散加减。柴胡、枳壳、白芍、白术、当归、川芎、香附、青皮、陈皮、郁金、丹皮、栀子。

随症加减：恶心纳差、舌苔腻者可加藿香、半夏、白扁豆、砂仁，胁部胀或痛者加川楝子、延胡索。

2. 气滞血瘀型

主症：腹部肿块，或胀或痛，或质地较硬，或聚散无常、痛无定处，或固定不移，或痛有定处，同时可见面暗消瘦。舌苔薄白或薄黄，舌边暗紫或见瘀点，脉涩或弦细等。

治则：理气活血，软坚散结，破瘀消癥。

方药：柴胡疏肝散合桃红四物汤加减。柴胡、白芍、桃仁、红花、川芎、三棱、莪术、八月札、香附、当归、龙葵。

随症加减：若胁痛如刺，固定不移者加赤芍、丹参、乌蛇；大便不畅或便秘者加生大黄、枳实、厚朴；腹部胀满、胃纳不加者加白扁豆、沉香、青皮、陈皮。

3. 湿热蕴结型

主症：黄疸，发热口渴，口干口苦，纳呆，恶心欲吐，小便黄赤，大便秘结，脘腹胀满。舌苔黄腻，舌质红，脉象弦滑数等。

治则：清热利湿，解毒消结。

方药：茵陈蒿汤加味。大黄、栀子、茵陈、赤芍、夏枯草、半枝莲、半边莲、白花蛇舌草、蜀羊泉、猪苓等。

随症加减：腹胀、喘息气短、小便量少、腹水、下肢水肿者加车前子、商陆；恶心呕吐者加竹茹、姜半夏、陈皮、代赭石；呕血、便血者加白茅根、侧柏炭。

4. 脾胃虚弱型

主症：神疲乏力，形体消瘦，腹大痞满，颜面和四肢水肿，纳差，恶心，腹胀腹泻。舌质淡胖，苔白腻，脉缓。

治则：补脾益气。

方药：四君子汤加味。党参、黄芪、白术、猪苓、茯苓、甘草、陈皮、淮山药、薏苡仁、半夏、木香、砂仁、厚朴等。

随症加减：胸闷者加柴胡、枳壳，便溏者加焦山楂、焦神曲、煨葛根，兼有血瘀者可加莪术、桃仁、红花。

5. 肝肾阴虚型

主症：低热或潮热盗汗，胁腹疼痛，绵绵不休，形体羸瘦，腹大胀满，口渴心烦，或鼻衄、齿衄，或便血，皮下瘀斑。舌质红少苔，脉虚细而数。

治则：养血疏肝，滋阴补肾。

方药：一贯煎加减。生地黄、熟地黄、山药、山茱萸、丹皮、赤芍、枸杞子、当归、炙龟板、炙鳖甲、土鳖虫。

随症加减：黄疸尿少者加茵陈、栀子、泽泻、车前子、大腹皮，胁痛者加延胡索、乌药、川楝子。

·推荐给肝癌患者的食疗方有哪些?·

1. 佛手茯苓清蒸鳜鱼

(1) 材料:佛手15 g,茯苓15 g,白术10 g,鳜鱼(桂鱼)250 g。

(2) 烹制:将洗净的鳜鱼、药材放入蒸锅,加少许葱、姜、蒜、料酒,用盐调味,蒸30分钟左右即可。

2. 丹参田鸡炖冰糖

(1) 材料:丹参24 g,田鸡250 g,红枣4个,冰糖200 g。

(2) 烹制:选鲜活田鸡活宰,去内脏、爪及皮,洗净;丹参、红枣(去核)洗净。把全部用料一齐放入锅内,加清水适量,武火煲沸后,文火煲2小时,加入适量冰糖调味即可。随量饮汤食肉。

3. 鸡骨草蜜枣猪肉煲

(1) 材料:鸡骨草30 g,蜜枣7～8枚,瘦猪肉100 g。葱段5 g,盐适量。

(2) 烹制:鸡骨草洗净,用纱布包好;蜜枣去核;猪肉洗净切成块。将猪肉切块冷水下锅,放葱段,烧开,撇去浮沫,放入鸡骨草、盐,改用文火煮30分钟,放入蜜枣煮5分钟,去掉药包即可。

4. 淮山党参鹌鹑汤

(1) 材料:鹌鹑4只,猪腱肉150 g,党参120 g,淮山药 60 g,姜片2斤。

(1) 烹制:鹌鹑洗净;淮山药和党参用之前浸泡20分钟。将所有材料倒入汤煲,大火煲开后用小火煲2个小时左右。用盐调味。

5. 甲鱼二子汤(女贞子,枸杞子)

(1) 材料:甲鱼1只(500～800 g),枸杞子30 g,女贞子20 g,食盐、味精各适量

(2) 烹制:先将甲鱼用开水烫死后,剖除内脏,剁去头,清洗干净,切成小块。将女贞子、枸杞子洗干净,与甲鱼肉同入砂锅,加水适量,先用武火烧开,后改文火炖,待肉熟后,加入食盐、味精调味即可。佐餐食用,饮汤、食肉和枸杞子,每日1～2次,每次150～200 mL。

第八章　卵巢癌

第一节　经典病例

·病例摘要·

患者，高某（以下称“高女士”），女，46岁。潮热盗汗伴乏力腰酸半月余。患者平时月经规律，15岁初潮，每次月经5～6天，周期为28天，月经量和颜色正常，无血块，行经时无腹痛。患者半月余前无明显诱因下自觉潮热盗汗伴乏力腰酸，未予重视。平素行经时腰酸，月经来前有乳房作胀感，非经期无阴道异常出血，无腹胀腹痛，无胸闷恶心，食欲、睡眠及大小便均如常。此次为单位组织体检故前往检查。

·检查·

1. 体格检查　（妇科检查）右侧附件区增厚，触痛（+）。

2. 实验室检查及其他辅助检查

（1）2016年4月1日查妇科超声（阴超）提示：右侧卵巢见实性肿物，回声不均，大小约1.1 cm × 1.3 cm。

（2）肿瘤标志物：CA125升高，CEA、AFP正常。

·诊断·

卵巢上皮性癌Ⅰa期。

·治疗·

2016年4月8日行全子宫、双侧附件切除，大网膜、阑尾、腹膜后淋巴结切除术。因患者是Ⅰa期卵巢癌，根据诊疗指南，无需进行术后放化疗。

所以，术后患者进行中医药治疗，以改善生活质量，提高免疫功能。

· 预后 ·

患者发现卵巢癌较早，手术根治及时，故预后较好。2～4个月随访一次，持续2年；之后每4～6个月随访一次，持续3年。5年后每年随访一次。末次随访病情稳定。

第二节　病例剖析

一、解剖学相关知识

女性生殖系统最主要的解剖结构包括：卵巢、输卵管和子宫。其中，卵巢左右各一个，为一对扁椭圆形性腺。两个卵巢的大小类似未去壳的胡桃大小。卵巢的上端与输卵管相接触，下端借卵巢固有韧带连于子宫角上。卵巢大小、形状随年龄而有差异，青春期前卵巢表面光滑；青春期开始排卵后，表面逐渐凹凸不平，且体积最大，成年女性卵巢约4 cm×3 cm×1 cm大，重5～6 g，灰白色；35～40岁时，卵巢开始缩小，50岁左右逐渐萎缩，绝经后卵巢变小变硬，阴道检查不易触到。因此，在绝经后，体检时若卵巢可触及，则是卵巢异常增大的一个体征，需警惕卵巢癌可能（图8–1）。下面带领读者认识卵巢癌这一女性生殖系统恶性肿瘤。

二、知识问答

（一）概述

· 卵巢癌发病率如何？·

卵巢癌是女性生殖器常见的三大恶性肿瘤之一。卵巢深居于盆腔，体积小，卵巢癌发病隐匿，缺乏普查和早期诊断等行之有效的措施，因此70%以上的卵巢癌患者就诊时已是晚期！全世界每年有22.5万名新发病例。在我国，据全国肿瘤防治研究办公室及全国肿瘤登记中心2013年肿瘤登记工作总结显示：过去10年间，我国卵巢癌发病率增长了30%。

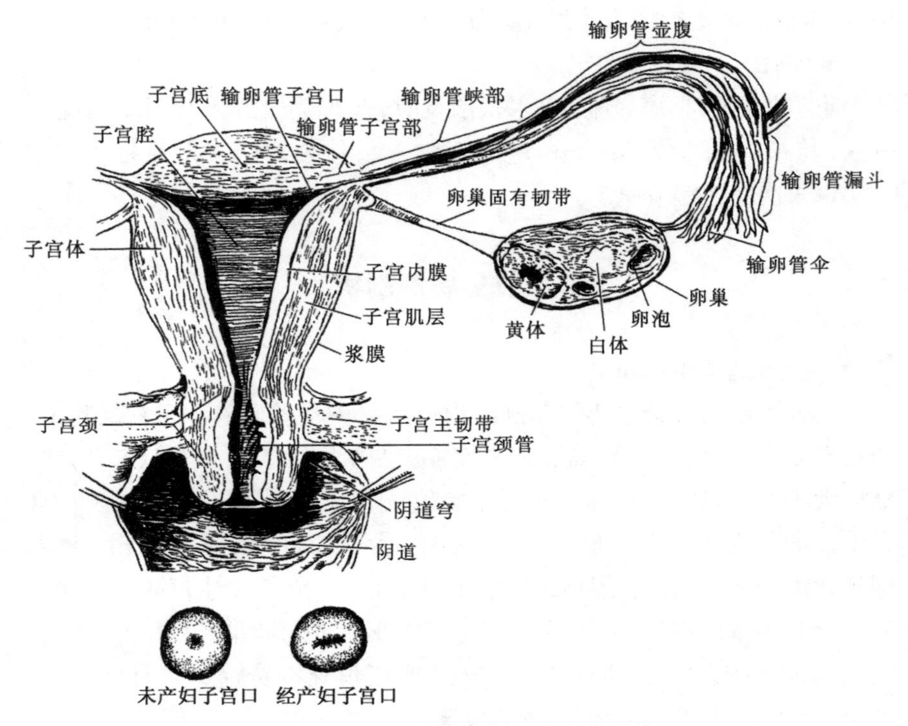

图8-1　子宫解剖示意图

·卵巢癌有哪些临床表现?·

本章经典病例中的患者高女士平素月经规律，月经量和颜色正常，无血块，行经时无腹痛。此次遇单位体检故行检查，经过详细检查后诊断为卵巢癌，表现可谓隐匿。那么，卵巢癌究竟有哪些典型的表现呢?

1. 恶性上皮性肿瘤　占65%，多见于老年妇女，多发于绝经期和绝经后期。早期无特异的临床表现，随着病变的进展，可出现腹胀、腹痛、食欲下降、尿频、便血、胸闷憋气、绝经后阴道出血等症状。

2. 恶性生殖细胞瘤　占20%，发病年龄轻，多发于青少年。可表现为迅速增大的卵巢包块，引起腹胀、腹部膨隆，包块以单个居多，常合并有腹腔积液，肿瘤坏死可引起发热，晚期可出现恶病质。

3. 恶性性索间质肿瘤 占10%，可发生于任何年龄。妇科超声可见盆腔实质性包块，单侧居多，可见假性性早熟[1]、女性男性化[2]表现等。

4. 卵巢转移性肿瘤 由卵巢癌转移到其他脏器，常好发于胃肠道、乳腺及生殖器。

（二）检查与诊断

·有哪些检查可以帮助诊断卵巢癌？·

那么除了平时的体检检查，对于卵巢癌的诊断，通常有哪些检查方法：

1. 体格检查 一般卵巢癌患者腹部按压可以碰到肿块，若腹水或包块很大时，可见腹部膨隆。

2. 阴道超声和彩色多普勒超声

（1）阴道超声：阴道超声探头频率高，更接近卵巢，无腹壁脂肪、肠胀气等干扰，判断恶性卵巢肿瘤的敏感性、特异性、准确性均在90%以上。

（2）彩色多普勒超声：根据恶性肿瘤血流情况间接判断其生长速率来预测其性质。阴道超声观察为基础，结合彩色多普勒，则可提高超声的敏感性、特异性及准确性。

3. 恶性肿瘤标志物（各医院检测试剂与设备不同，参考值作为我院标准）

（1）糖类抗原125（CA125）：可于术前确诊80%以上的卵巢上皮性肿瘤，多用于卵巢癌的诊断、鉴别诊断和疗效观察等方面。就单一

---

[1] 假性性早熟：指第二性征（乳房增大、阴毛早现）发育与性腺（男性指睾丸、女性指卵巢）发育步调不一致，即睾丸或卵巢本身并未发育，但部分第二性征却提前出现的疾病。

[2] 女性男性化：女性出现如多毛、长胡须、声音变粗和音调低沉、痤疮等现象。

恶性肿瘤标志物的指标而言，虽然CA125应用于卵巢癌诊断还存在假阳性问题，但它仍是目前临床上诊断卵巢癌最有价值的标志物，正常值：0～35 U/mL。

（2）糖类抗原50（CA50）：具有较高的敏感性，是一种特异性较高的广谱恶性肿瘤标志物。患卵巢癌的人CA50水平非常显著地高于正常人，正常值：0～24 U/mL。

（3）癌胚抗原（CEA）：血清CEA与妇科恶性肿瘤的临床分期、分化程度有关，正常值：0～3 ng/mL，但是卵巢良性肿瘤CEA假阳性率也占10%，因此为了明确肿瘤的性质，还应结合其他标志物检查。

（4）甲胎蛋白（AFP）：是检测卵巢生殖细胞恶性肿瘤的重要指标，正常值：＜20 mg/L。

（5）人绒毛膜促性腺激素（HCG）：在卵巢绒癌或含有绒癌成分的生殖细胞恶性肿瘤患者的血液中异常升高，正常值：0～3.1 ng/mL。

（6）乳酸脱氢酶（LDH）：是一项非卵巢恶性肿瘤的特异性肿瘤指标，正常值：115～220 U/L。在部分卵巢恶性肿瘤血清中LDH升高，特别是无性细胞瘤升高明显。

（7）人附睾蛋白4（HE4）：检出早期卵巢癌的灵敏度最高，可用于区分卵巢肿瘤良、恶性，在特异度及敏感度方面高于CA125。联合应用HE4和CA125来诊断卵巢癌，优于单用HE4或CA125或其他标志物，正常值：绝经前≤70 pmol/L，绝经后≤140 pmol/L。

4. 放射学检查

（1）CT：对于卵巢癌合并肠梗阻的检测尤为有用，还可检测有无肝、肺及腹膜后淋巴结转移，但对位于腹膜、肠系膜、大网膜以及直径＜2 cm的病灶难以发现。

（2）MRI：用于诊断可疑有大病灶，对CT检查阴性的卵巢癌患者，联合血清CA125检测的敏感度极高。但MRI对微小病灶的检出仍不够理想。

（3）PET：是一种应用前景良好的检查恶性肿瘤的方法，它利用恶性肿瘤高糖代谢的特点对肿瘤进行功能成像。PET检测小病灶的效果优于CT和MRI，特别对血清CA125水平升高而传统影像学检查阴性者，可作为CT或MRI的补充。PET的敏感度、特异度和准确率均较高，对于无任何临床征象的患者也有一定的效果。但PET对直径<1 cm的病灶通常难以识别，其在病灶的解剖定位和生理组织区分方面的功能相对有限。PET或PET-CT特别适用于血清恶性肿瘤标志物水平升高，而CT或MRI又显示阴性或无诊断意义影像的可疑复发者，并对确定复发患者是否适合再次手术有益。

5. 细胞学检查　腹水明显的患者可以直接从腹部穿刺，若腹水不明显或较少可以从后穹隆穿刺，进行细胞学检查。

6. 腹腔镜检查　作为一种微创手术既可以明确诊断，做初步的临床分期，同时可以留取腹腔冲洗液或腹水进行细胞学检查，并取活体组织进行组织学诊断，还可以术前放腹水或腹腔化疗，为手术做准备。

（三）治疗

·卵巢癌有哪些治疗方法？·

目前卵巢癌的治疗原则和目的是早发现、早治疗。早期卵巢癌则争取治愈，晚期卵巢癌则控制复发，延长生存期。如果发现卵巢癌，经过医生评估，首先判断是否能够手术。手术是首选的治疗方法，也是最重要的治疗方法，其他方法还有化疗、放疗和免疫治疗。化疗是最重要的辅助治疗手段，放疗在晚期姑息性治疗、局部复发的治疗中具有一定地位，生物治疗也正在成为重要的辅助治疗方法之一。

1. 手术治疗　手术对卵巢癌的治疗起关键作用，尤其是首次手术更为重要。一经诊断为恶性肿瘤，应尽快剖腹探查：先吸取腹水或腹腔冲洗液做细胞学检查，然后全面探查盆腹腔，根据探查结果决定手术分期及手术范围。是否能够手术以及选择哪期手术均需经医生评估、判断。

对晚期病例应放弃既往仅作剖腹探查及取活组织检查的观点，尽量争取手术治疗，以提高术后患者对于后续治疗的有效性及敏感性。卵巢恶性肿瘤减灭术是治疗卵巢恶性肿瘤的常用手术方法，适用于晚期卵巢癌患者，如晚期卵巢癌盆腔有大而不规则的肿块，盆腔腹膜有广泛种植转移，或者腹腔内组织器官有种植转移癌灶或脏器有实质性浸润而无手术禁忌证者，目的是为了最大限度切除恶性肿瘤，以有效延长患者生存期。一般手术范围包括全子宫、双附件、阑尾、大网膜及其他可切除的转移病灶，如欲达到成功的恶性肿瘤减灭术时，可包括膀胱和肠道部分切除术。

2. 放疗　放疗适用于晚期卵巢癌、难治性卵巢癌的姑息性治疗、局部复发等情况，仅作为外科手术和化疗的辅助治疗。具体放疗方案需在医生指导下实施。

3. 化疗　目前化疗有两种给药途径，静脉滴注化疗和腹腔灌注化疗。

经静脉滴注化疗是目前晚期卵巢癌术后辅助治疗的标准治疗原则，化疗药物包括紫杉醇、铂类、吉西他滨、多柔比星、拓扑替康、多西他赛、异环磷酰胺、他莫昔芬、六甲蜜胺等。

腹腔灌注化疗的优势是，药物可以与病灶直接接触，聚集性作用强，可达到直接杀死恶性肿瘤细胞的目的。且腹腔化疗这种方法不会加重因化疗而产生的全身毒性反应的发生率。

具体化疗方案需在医生指导下进行。

4. 激素治疗　卵巢癌是一种依赖于激素的恶性肿瘤，促性腺激素、雌激素及雄激素可促进卵巢癌发展，而促性腺激素释放激素及孕激素则是可缓解卵巢癌发展。因此通过外界给予激素，来调整体内各种相关激素的水平，达到治疗卵巢癌的方法，被称为卵巢癌的激素治疗，较常用的药物有他莫昔芬等。

他莫昔芬是一种抗雌激素的药物，晚期卵巢癌经过满意手术、序贯化疗后应用他莫昔芬维持治疗能延长肿瘤无进展生存时间，不良反应轻微，耐受性好。因此，他莫昔芬可以作为晚期卵巢癌维持治疗的药物。

激素治疗具有一定的疗效，但也有研究表明，妇女使用激素治疗会增加卵巢癌风险，因此具体治疗需在医生指导下进行。

5. 生物靶向治疗 早期诊断、恶性肿瘤细胞减灭术及放化疗等方法对卵巢癌虽有一定疗效，但对复发转移的卵巢癌无显著作用，因此生物靶向治疗成为晚期卵巢癌治疗的重要手段。

生物靶向治疗是指通过生物制剂干预可能导致细胞癌变的靶点，逆转肿瘤的恶性生物学行为，从而阻碍恶性肿瘤的生长和播散的一种治疗方法。目前卵巢癌单纯使用生物靶向治疗效果并不明显，联合化疗有一定疗效，常用药物如贝伐单抗。

贝伐单抗是以血管内皮生长因子（VEGF）为靶点，抑制新生血管的形成，减少恶性肿瘤的营养供给，从而抑制肿瘤的生长和转移。多个国际临床试验显示，贝伐单抗联合标准化疗（紫杉醇+卡铂）可显著改善卵巢癌患者腹部症状，延长患者的无疾病进展生存时间。此外，贝伐单抗也存在一定的不良反应，主要包括高血压、蛋白尿、出血症状、延迟伤口愈合和胃肠道穿孔等。因此，具体用药需在医生指导下进行。

（四）预后与护理

· 如何预防、监测卵巢癌的发生？·

卵巢癌预后尚不容乐观，由于卵巢解剖位置隐匿，又缺乏普查和早期诊断的有效措施，70%以上的卵巢癌患者就诊时已是晚期，因此，治疗效果及预后差。

针对卵巢癌起病隐匿、缺乏普查及早期诊断的现状，希望读者可以在日常生活中预防、监测卵巢癌的发生，达到早期诊断、改善预后的目的。

1. 日常卫生知识 提倡高蛋白质、富含维生素A、低胆固醇饮食，控制体重，高危妇女可以口服避孕药预防。

2. 参加普查普治 30岁以上妇女每年应进行妇科检查，高危人群每半年检查一次，必要时进行B超和血清恶性肿瘤标志物检查。

3. 早期诊断及处理 卵巢增大或卵巢囊肿有下列指征者，应及早行腹腔镜检查或腹腔探查：① 卵巢实性肿块；② 卵巢囊肿直径>8 cm；③ 青春期前和绝经后期；④ 生育年龄正在口服避孕药；⑤ 囊肿持续存在超过2个月。

4. 高危人群严密随访　乳腺癌和胃肠癌患者治疗后应严密随访，定期作妇科检查，确定有无卵巢转移瘤。

· 卵巢癌患者如何进行随访？·

卵巢癌易复发，应长期随访和监测。在病情稳定的情况下，一般每2～4个月随访一次，持续2年；之后每4～6个月随访一次，持续3年。5年后每年随访一次。随访内容包括症状、体征、全身及盆腔检查、B超检查。必要时作CT或MRI、PET检查。测定血清CA125、AFP、HCG、HE-4等恶性肿瘤标志物。

· 卵巢癌患者日常护理有哪些注意事项？·

1. 饮食护理

（1）卵巢癌患者饮食宜清淡，不食或少食高剂量乳糖以及过多的动物脂肪。

（2）饮食不偏食，多食用富含纤维素、微量元素及纤维素类食品，如香菇、黄豆、新鲜的蔬菜、冬菇及甲鱼、海带、紫菜、牡蛎等。

（3）不食用烟熏、霉变、含有亚硝酸盐食物，少吃油炸、辛辣、腌制的食物，不吸烟、不酗酒、不暴饮暴食。

（4）卵巢癌术后饮食还应依据体质寒热虚实的不同注意多食用养身调经、滋补肝肾之品，如石榴、罗汉果、枇杷果、无花果、香蕉、柠檬、桂圆、葡萄、核桃、桑葚、黑芝麻、西瓜、冬瓜、黑木耳、米粥、淮山粉、莲藕、菱角、绿豆、花椒、鲤鱼、鲫鱼、鸡蛋、牛奶等。食用药膳调理亦可。

（5）卵巢癌晚期不能进食，可补液或给予静脉高营养输注。

2. 特殊护理　卵巢癌患者保持乐观开朗的精神状态有利于疾病的康复，健康愉快的心理情绪有利于内分泌的正常调节活动，有助于提高卵巢癌治疗效果。要保持作息规律，早睡早起，保持生活环境干净适宜，适当做一些锻炼，不能过度劳累。尤其在长期的治疗中，应注意休息，保持体力，注意随天气变化增减衣服，避免被细菌、病毒等感染。在化疗期间及手术后不能进行性生活，要待身体状态基本恢复后，方可开始。卵巢癌晚期患者应避免性生活。

卵巢癌患者大部分在中晚期均有不同程度的腹水形成，腹水量少时患者仅有腹胀感，进食后明显。随着病情发展腹则水不断增多，大量腹水使膈肌抬高，影响心肺功能，出现心悸或呼吸困难。因此，卵巢癌腹水患者应注意：有大量腹水的患者宜采取半卧位，以减轻呼吸困难。注意限制水、钠摄入，钠盐每天不超过2 g。保持皮肤清洁干燥，床铺平整，防止皮肤破溃、感染或发生褥疮。定期测量体重、腹围，记出入量，以提供治疗依据。如应用利尿药，在应用过程中注意监测电解质的变化，以免发生紊乱。患者如腹腔穿刺放腹水后，应在饮食上应注意补充蛋白质。

（五）中医知识

· 中医是怎么认识卵巢癌的？·

在中医学中卵巢癌属于“积聚”“肠覃”等病证的范畴。《大宋重修广韵》中曰：“瘤，腹病也。”《说文解字》中曰：“癥，女病也。”此指女子胞中有肿物，出现腹痛、腹胀或出血的症状。《灵枢 · 水胀》篇中的“肠覃”属卵巢癌范畴，文中记载：“寒气客于肠外，与卫气相搏，气不得营，因有所系，癖而内著，恶气乃起，息肉乃生。其始生也，大如鸡卵，稍以益大，至其成，如怀子之状，久者离岁，按之则坚，推之则移，月事以时下，此其候也。”文中描写了肿物初起时，如鸡蛋大小，后逐渐长大，好似怀孕，日久肿物质地变得坚硬，但推之能移动，月经也会按时来潮。这些症状的描述与卵巢癌十分类似，也是对卵巢恶性肿瘤最早的描述。《诸病源候论》中曰：“若积引岁月，人皆柴瘦，腹转大，遂致死。”《医学正传》中曰：“其与瘤独见于肪下，是为下焦之疾，故常得于妇人。大凡腹中有块，不问积聚癥瘕，俱为恶候……若待胀满已成，胸腹鼓急，虽仓扁复生，亦莫能救其万一。”这与卵巢癌在晚期出现腹水、肠梗阻的危重情况相似。中医学认为卵巢癌的发生与外感六淫、内伤七情、饮食不节、生产损伤等因素有关，这些致病因素可以使脏腑功能失调，气机不畅，气滞血瘀，或痰湿凝滞，积郁日久，凝滞于胞脉之中，发而为病。

·中医如何诊断和治疗卵巢癌?·

中药处方请遵医嘱,请勿擅自服用。

1. 温热郁毒型

主症:腹部肿块,腹胀痛或伴少量腹水,不规则阴道出血,大便干燥,尿黄灼热,口苦,口干不欲饮。舌质暗,苔厚腻,脉弦滑或滑数。

治法:清利湿热,解毒抗瘤。

方药:龙胆泻肝汤。龙胆草、栀子、黄芩、柴胡、当归、生地黄、泽泻、车前子、木通、生甘草。

随症加减:腹部胀甚者加槟榔、枳实;出血量多者酌加大蓟、小蓟、茜草;大便秘结者加生大黄。

2. 痰湿凝聚型

主症:胃脘胀满,时有恶心,面虚水肿,四肢怠倦,腹部可扪及肿块,腹股沟扪及皮下结节肿物。舌润,苔白腻,脉滑。

治法:健脾利湿,软坚抗瘤。

方药:四君子汤合海藻玉壶汤。党参、白术、茯苓、海藻、昆布、海带、半夏、陈皮、青皮、连翘、浙贝母、当归、川芎、独活、甘草。

随症加减:不思饮食者酌加焦山楂、焦神曲;大便溏薄者加莲子肉、炒白术;头昏者加炙黄芪;腹胀甚者加木香、大腹皮;腹部肿块坚硬者加炮山甲、莪术。

3. 气滞血瘀型

主症:腹部包块坚硬固定,腹胀,面色晦暗无华,形体消瘦,肌肤甲错,神疲乏力,大便欠畅,尿黄少。舌质暗紫或有瘀斑,苔光剥,脉细涩。

治法:行气活血,软坚消积。

方药:桂枝茯苓丸。桂枝、茯苓、丹皮、桃仁、赤芍。

随症加减:头昏乏力者加黄芪、党参;腹块坚硬者加虻虫、水蛭、鳖甲;热毒甚者加土茯苓、干蟾;阴虚甚者加女贞子、旱莲草;大便欠畅者酌加火麻仁、熟大黄;疼痛甚者加乳香、没药。

4. 气阴两虚型

主症:腹部隆满,可触及肿块,坚硬不移或卵巢癌手术后极度消瘦,倦怠乏力,面色萎黄,纳呆,耳鸣,潮热汗出,语声低微,大便溏薄,腰酸，口干咽燥。舌质红，苔少或苔薄，脉细数。

治法：益气养阴，软坚消癥

方药：六味地黄丸加减。熟地黄、山药、茯苓、女贞子、山茱萸、牡丹皮、党参、鳖甲、黄芪、龙葵、鸡内金、巴戟天、补骨脂、三棱。

随症加减：阴道出血过多者加仙鹤草、阿胶（烊化）、三七粉（冲）；身热口干者加蒲公英、苦参；腹痛甚者加延胡索、白芍、茵陈。

5. 气血亏虚型

主症：腹痛绵绵，或有小腹包块，伴消瘦乏力，面白神倦，心悸气短，动辄汗出，纳呆，口干不欲饮。舌质淡红，脉细弱或虚大无根。

治法：补气养血，滋补肝肾。

方药：人参养荣汤加减。人参、川芎、白术、黄芪、白芍、熟地黄、陈皮、五味子、茯苓、远志、甘草、大枣。

随症加减：腹部肿块坚硬者加土鳖虫、炮山甲、水蛭；腹水多者加大腹皮、八月札、猪苓；潮热、盗汗、口干者加鳖甲、女贞子、山茱萸。

·推荐给卵巢癌患者的食疗方有哪些？·

1. 黄芪南枣黄鳝汤

（1）材料：黄芪20 g，南枣8枚，黄鳝500 g，猪肉300 g，生姜3片。

（2）烹制：黄芪、南枣洗净，稍浸泡，并将南枣去核；猪肉洗净，不用刀切；黄鳝宰后洗净，放入热水中稍烫捞起，洗去黏液，晾干水，用盐腌15分钟，煎至微黄。一起与生姜放进瓦煲内，加水2 500 mL（约10碗水量），武火煲沸改文火煲约2小时，调入适量食盐便可。

2. 薏苡仁赤豆粥

（1）材料：红枣15枚，白糖10 g，薏苡仁60 g，赤小豆60 g。

（2）烹制：把红枣拿温水泡片刻。薏苡仁、赤小豆去杂，洗净，入锅，文火煲1小时，下红枣、白糖，煮到薏苡仁、赤小豆酥烂时即可。

3. 木瓜煲老鸭

（1）材料：木瓜1 000 g，老鸭1只，生姜3片。

（2）烹制：木瓜洗净，去皮核，切片；老鸭洗净，去内脏和尾部、切块。一起与生姜放进瓦煲内,加入清水3 000 mL(约12碗水量),武火煲沸后改文火煲2.5小时,调入适量食盐和生油便可。此量可供3～4人用,木瓜、鸭可捞起拌酱油佐餐用。

4. 龙牡山萸粥

(1) 材料: 龙骨30 g,牡蛎30 g,山茱萸10 g,粳米100 g。

(2) 烹制: 将龙骨、牡蛎打碎煮约1小时,再加山茱萸煎半小时,用纱布过滤出药汁,后再如法煎煮提取2次,把3次药汁合在一起,加入粳米,加适量的水煮粥。

第九章　前列腺癌

第一节　经典病例

·病例摘要·

患者，康某（以下称“康先生”），男，60岁。患者平素饮食不节，喜食肥甘厚腻，嗜酒好辣，常年过度劳累。患者因进行性排尿困难6年、骶尾部持续性疼痛2个月而就诊。患者起初尿频、排尿稍感无力，射程变短，尿线变细，自以为年事已高、生理老化所致而未在意。以后上述表现逐渐加重，夜尿达10余次，尿初等待，排尿中断，偶有尿失禁，在家自服前列康等药，效不佳。

·检查·

1. 直肠指检　前列腺荐Ⅲ度增大，质硬，与周围固定，无压痛。

2. 实验室检查及其他辅助检查

（1）CT：前列腺大小6.5 cm × 6.4 cm × 4.8 cm，两侧叶分别有3 cm × 2 cm、2. 4 cm × 1.8cm的低密度灶，边界不清，与直肠关系密切，骶骨及部分腰椎可见溶骨性改变。

（2）PSA：135 ng/L。

（3）经直肠穿刺活检，病理报告低分化腺癌。

·诊断·

前列腺癌T4NxM1b期*。

---

* T4：肿瘤固定或侵犯除精囊外的其他临近组织；Nx：区域淋巴结不能评价；M1b：骨转移。

· 治疗 ·

2016年3月4日行睾丸切除术，氟他胺每次250 mg，每日3次口服。治疗3个月，效果不佳，CT复查骨转移范围扩大。改用中药治疗。骶尾部疼痛减轻，前列腺变小、变软，骨转移范围缩小，骨密度增高。

· 预后 ·

预后预期尚可。行手术治疗治疗1个月后，进行复查，病情稳定。

第二节　病例剖析

一、解剖学相关知识

前列腺是男性特有的性腺器官。前列腺是不成对的实质性器官，由腺组织和肌组织构成（图9–1）。前列腺如栗子，底朝上，与膀胱相贴，尖朝下，抵泌尿生殖膈，前面贴耻骨联合，后面依直肠，所以有前列腺肿大时，可做直肠指诊，触知前列腺的背面。前列腺腺体的中间有尿道穿过，扼守着尿道上口，故前列腺有病，排尿首先受影响。

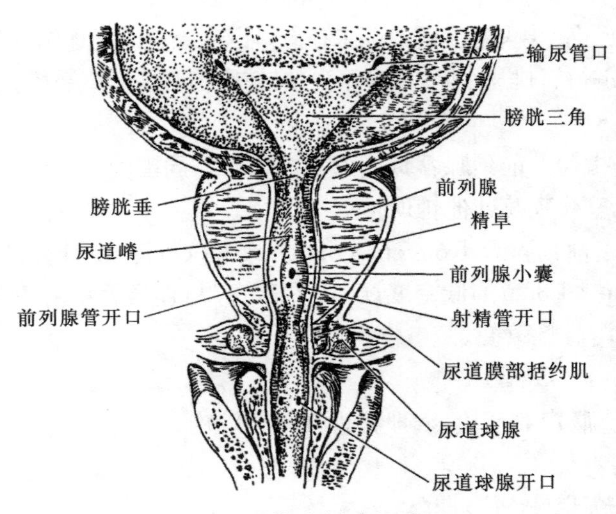

图9–1　前列腺解剖示意图

二、知识问答

（一）概述

·前列腺癌发病率如何？·

据估计，2015年诊断出220 800例前列腺癌新病例，占男性新发癌症的26%。由于前列腺癌发病的早期临床症状少，50%～80%患者就诊时往往已到晚期，失去了手术根治时机。

·前列腺癌的高发病率与哪些因素有关？·

本章经典病例中的患者康先生年龄为60岁，属于前列腺癌高发人群。且其平素饮食不节，喜食肥甘厚腻，嗜酒好辣，属高热量、高脂饮食，会增加前列腺癌发生的可能。其又常年过度劳累，缺乏锻炼，又间接促进了前列腺癌的出现。

1. 老年男性　前列腺癌多发生在50岁以上老年男性。随着年龄增加，以81～90岁发病率为最高。

2. 有前列腺癌家族史　有家族史的男性患前列腺癌的可能性更高，且起病年龄早。以下三种情况时出现遗传性前列腺癌的可能性大：① 家族中有3个或3个以上的前列腺癌患者；② 父系或母系中三代均有前列腺癌患者；③ 家族中有2个以上的亲属在55岁前患前列腺癌。

3. 人种在发病率上的差异　前列腺癌的发病率在世界范围内有很大的差异，不同国家和不同种族之间，前列腺癌的发病率有非常显著的差异。亚洲人的临床前列腺癌的发病率和死亡率低于欧美，生活在美国的黑人临床前列腺癌的发病率高于同等经济收入白人约30%。

4. 性激素水平高　前列腺内激素代谢的改变对组织学前列腺癌发展到临床前列腺癌的过程起着重要作用。

5. 高热量、高脂饮食　高热量饮食是一个刺激因素，可以加速细胞的有丝分裂，使细胞增殖加快，导致肿瘤形成。有研究表明，高热量饮食人群中前列腺癌发病率比低热量饮食人群中前列腺癌发病率高70%。高脂摄入是较公认的危险因素，其中红色肉类危险性最大，饱和脂肪、单不饱和脂肪、α-亚油酸常与恶性程度大的前列腺癌有关,来源于鱼和奶制品的脂肪则影响小。

6. 少食用维生素A和类胡萝卜素人群　维生素A可以作用于抑制生长的特异性核受体,抑制细胞增殖产生分化。此外,维生素A作为一种抗氧化剂,具有抑制自由基团癌变的潜能,可以抑制致癌的亚硝基胺的形成,提高机体免疫力。

7. 缺少锻炼　体力锻炼是前列腺癌一项独立的保护因素,这对前列腺癌的预防具有重要的理论意义。建议老年人多参加一些不太剧烈的体育活动,如上、下楼梯,散步,打网球,门球等,以增强体质,增加机体的免疫力。适度体育锻炼可以保持内分泌系统的稳定,加强免疫调节功能,增强体质,从而降低前列腺癌发病的危险性。

8. 吸烟　吸烟可使体内的亚硝基化合物含量增加,动物实验表明亚硝基化合物具有致前列腺癌的作用。

9. 性生活往往不规律　夫妻长期分居者的性生活往往不规律,且长时间处于性压抑状态,体内雄性激素(如睾酮)水平较高。

10. 既往前列腺疾病　既往前列腺疾病(前列腺炎、良性前列腺增生)可增加前列腺癌患病危险性。慢性细菌性前列腺炎可引起前列腺组织萎缩,异常分化,可能是前列腺癌的癌前病变进而导致前列腺癌发生的因素。

· 前列腺癌有哪些临床表现? ·

康先生平素饮食不节,喜食肥甘厚腻,嗜酒好辣,常年过度劳累。本次康先生因进行性排尿困难6年、骶尾部持续性疼痛2个月而就诊。经过详细检查后诊断为“前列腺癌D2期”。那么,前列腺癌有哪些临床表现呢?

前列腺癌早期常无症状,随着肿瘤的发展,前列腺癌引起的症状可概括为两大类。

1. 压迫症状　逐渐增大的前列腺腺体压迫尿道可引起进行性排尿困难,表现为尿线细、射程短、尿流缓慢、尿流中断、尿后滴沥、排尿不尽、排尿费力。此外，还有尿频、尿急、夜尿增多甚至尿失禁等症状。肿瘤压迫直肠可引起大便困难或肠梗阻，也可压迫输精管引起射精缺乏，压迫神经引起会阴部疼痛，并可向坐骨神经放射。

2. 转移症状 前列腺癌可侵及膀胱、精囊、血管神经束，引起血尿、血精、阳痿。盆腔淋巴结转移可引起双下肢水肿。前列腺癌常易发生骨转移，引起骨痛或病理性骨折、截瘫。前列腺癌也可侵及骨髓引起贫血或全血象减少。

总之，前列腺癌早期常无症状。当肿瘤增大至阻塞尿路时，常出现与前列腺增生症相似的膀胱颈梗阻症状，如逐渐加重的尿频、尿急、尿流缓慢甚至中断、排尿不尽甚至尿失禁等，血尿并不常见。晚期可出现腰痛、腿痛、贫血、下肢水肿、骨痛、病理性骨折、截瘫、排尿困难等。部分患者常以转移症状就诊。

康先生起初尿频、排尿稍感无力，射程变短，尿线变细，已经出现了明显的症状，但未予重视，这提醒我们在早期发现症状是不能忽视和大意的，要及时就医进行诊断和治疗，这对于健康是极其重要的。

（二）检查与诊断

· 有哪些检查可以帮助诊断前列腺癌？·

康先生来医院就诊后，做了直肠指检示前列腺Ⅲ度增大，质硬，与周围固定，无压痛。查CT示前列腺大小6.5 cm×6.4 cm×4.8 cm，两侧叶分别有3 cm×2 cm、2.4 cm×1.8 cm的低密度灶，边界不清，与直肠关系密切，骶骨及部分腰椎可见溶骨性改变。PSA：135 ng/L。经直肠穿刺活检，病理报告示低分化腺癌。那么，诊断前列腺癌具体有哪些检查呢？

1. 直肠指诊 直肠指诊能早期诊断前列腺癌，方法简便，在肿瘤尚小时即可发现。前列腺内任何部位硬度增加且有坚实的边缘，均有癌变可能，结节进行性增大为本病的诊断依据之一。有症状的或晚期前列腺癌多可触及肿大、坚硬且固定的结节状病灶，表面高低不平、中央沟消失或侵犯肠壁。注意不应单纯依据直肠指诊作出诊断。

2. 影像学检查　应重点对骨盆、腰椎和股骨摄片观察。骨小梁消失为本病转移的特征，有两种表现：一种是成骨型的，即骨质不破坏；另一种是溶骨型的，表现为多个圆形的骨质破坏区。

3. 超声检查　超声检查可早期发现前列腺内结节样改变，有助于前列腺癌的早期诊断和疗效判断。常用的超声检查有经腹、经直肠、经尿道三种，其中经直肠超声诊断可清晰显示前列腺的细微结构变化，确认直肠若干毫米的病变，为诊断前列腺疾病的首选方法。

4. CT检查　CT可用于评价前列腺的大小、形态，诊断前列腺肿瘤和炎症，用于前列腺术前分期及治疗后随访。CT对前列腺癌术前分期的准确率为67%，低于经直肠超声显像法和MRI。

5. 核磁共振成像（MRI）　MRI是对前列腺癌诊断、分期最有效的影像学手段，其准确率高达89%，可用于确定原发病灶、术前分期、制订治疗方案、评价治疗效果和复查监测等。

6. 放射性核素扫描（ECT）检查　ECT常用来诊断前列腺癌的骨转移，比X线检查发现骨转移的时间早半年左右。但也有假阳性的情况存在，因此需要用MRI、CT或者X线检查给予证实。

7. 病理学检查

（1）细胞学检查：前列腺穿刺活检对于早期前列腺癌的诊断具有重要意义，前列腺按摩液和尿液涂片亦有助于前列腺癌的诊断。

（2）组织病理学检查：所有前列腺肿瘤都是恶性的，且绝大多数是发生在腺体外周腺管的腺癌。

8. 实验室检查　前列腺特异抗原（PSA）测定：PSA是目前公认的较敏感的前列腺肿瘤标志物，其敏感度为77%～86.7%。然而，由于PSA在30%～50%的良性前列腺增生患者和25%～92%的前列腺癌患者中均中度升高，故在早期诊断和疾病分期中的作用尚待评估。PSA水平明显升高提示肿瘤向包膜外蔓延或发生转移。测定游离抗原与结合抗原比值的方法可以减少非肿瘤患者的活检次数。

9. 血清酸性磷酸酶（ACP）测定　酸性磷酸酶主要来自前列腺上皮，癌变时明显增加。当病灶未侵犯包膜时，此酶不进入血液循环，故不增高；当病灶冲破包膜，发生局部扩散或远处转移时，此酶大量入血，故显著增高；治疗后此酶下降，说明病情好转；如再度增高，表示复发或恶化。约1/3前列腺癌患者的酸性磷酸酶是正常的，其大多属低分化腺癌。前列腺梗死、结节状增生、尿潴留或正常前列腺按摩后此酶也可增加，应当注意鉴别。

10. 血清碱性磷酸酶（ALP）测定　前列腺癌骨转移时碱性磷酸酶大量入血，约2/3病例可查出ALP增加。

直肠指诊能早期诊断前列腺癌，方法简便，故本例医生予以直肠指检，发现前列腺Ⅲ度增大，质硬，与周围固定，无压痛。又因为CT可用于评价前列腺的大小、形态，诊断前列腺肿瘤和炎症，用于前列腺术前分期及治疗后随访。故患者在术前进行CT诊断：前列腺大小6.5 cm×6.4 cm×4.8 cm，两侧叶分别有3 cm×2 cm、2.4 cm×1.8 cm的低密度灶，边界不清，与直肠关系密切，骶骨及部分腰椎可见溶骨性改变。提示前列腺癌症侵犯两侧叶可能，并可能发生骨转移。后行前列腺癌特异性指标PSA数值为135 ng/L，明确前列腺癌的诊断。患者后经直肠穿刺活检，病理报告为低分化腺癌，提示肿瘤恶性程度较高。

（三）治疗

· 前列腺癌有哪些治疗方法？·

康先生确诊后行睾丸切除术，氟他胺每次250 mg，每日3次，口服。治疗3个月，效果不佳，CT复查骨转移范围扩大，遂改用中药治疗。那么，前列腺癌到底是怎么治疗的，有哪些治疗方法呢？

1. 等待观察治疗　即对部分早期前列腺癌患者诊断后暂时不予任何处理，仅密切观察疾病变化，当疾病进展时再进行治疗，此种处理方法不会影响患者的远期生存率。但等待观察治疗不是消极的等待，而是一种保护患者的措施，这就要求在选择等待观察治疗期间，对患者进行定期检查，连续观察前列腺特异性抗原（PSA）变化并联合使用游离PSA/血清总PSA（F/T）比值监测、经直肠B超、穿刺活检等多种诊断技术，这样及早发现因病情进展而需要治疗的患者，以减少前列腺癌的病死率。

2. 前列腺癌外科手术治疗　现在比较多用的手术方式有三种，即传统的经会阴、经耻骨后及近年来发展的腹腔镜前列腺癌根治术。近10年来又开展了保留性神经的前列腺癌根治术，术后性功能障碍大幅下降。根治术用于可能治愈的前列腺癌患者，手术适应证要考虑肿瘤的临床分期、预期寿命和健康状况。

临床分期：适应于局限前列腺癌，临床分期T1～T2c的患者。

经尿道前列腺切除术（TURP）仅用于晚期患者，为了在非手术治疗过程中解除下尿路梗阻症状。

根治性前列腺切除术后随访：① 成功的根治性前列腺切除术后6周检测不到PSA。② PSA仍然升高说明体内有产生PSA的组织，即有残留的前列腺癌病灶。③ 血清PSA水平低于0.2 ng/mL，认为肿瘤无进展。④ 连续两次血清PSA水平高于0.2 ng/mL，提示前列腺癌生化复发。

3. 前列腺癌放射治疗　前列腺癌患者的放射治疗具有疗效好、适应证多、并发症少等优点，适用于各期患者。早期患者(T1～T2N0M0)行根治性放射治疗，其局部控制率和10年无病生存率与前列腺癌根治术相似。局部晚期前列腺癌（T3～T4N0M0）治疗原则以辅助性放疗和内分泌治疗为主。转移性癌可行姑息性放疗，以减轻症状、改善生活质量。

近年来三维适形放疗（3D-CRT）和调强放疗（IMRT）等技术逐渐应用于前列腺癌治疗，并成为放疗的主流技术。适形放疗（3D-CRT）的优点是能最大限度地减少对周围正常组织及器官的照射，提高肿瘤局部的照射剂量及靶区的照射总量，提高肿瘤局部控制率，降低并发症。IMRT是3D-CRT技术的新扩展，应用螺旋CT薄层扫描，绘出患者靶区和正常组织的几何模型并建立数字重建图，使外照射的剂量达到更高的适形程度，靶区边缘也可达到标准照射剂量，也降低对直肠及膀胱的不良反应。

前列腺癌是目前世界上用重离子技术治疗最多的病种之一，优点是能量集中释放，减少对正常组织的伤害；点扫描技术绕开直肠和膀胱，杀伤力更强。用重离子治疗和用最好的常规放疗技术相比，前列腺癌患者可提高15%～20%的五年及以上的无瘤生存率，即肿瘤完全控制。

根治性放疗后的随访：① 放疗后前列腺腺体仍存在，PSA缓慢下降，下降至最低点可能在3年后。② 放疗后PSA值越低则治愈率越高，一般认为在3～5年内PSA水平最低值低于0.5 ng/mL者预后较好。③ 放疗后PSA水平超过2 ng/mL，认为前列腺癌生化复发。

4. 前列腺癌内分泌治疗

（1）去势治疗

1）手术去势：手术去势可使睾酮迅速且持续下降至极低水平（去势水平）。主要的不良反应是对患者的心理影响，同时可出现去势综合征，如女性化、乳腺增生、全身乏力、骨质疏松及食欲减退等。

2）药物去势：黄体生成素释放激素类似物是人工合成的黄体生成素释放激素，临床常用戈舍瑞林、曲普瑞林等。

3）雌激素：雌激素作用于前列腺的机制包括：下调LHRH的分泌，抑制雄激素活性，直接抑制睾丸Leydig细胞功能，以及对前列腺细胞的直接毒性。

（2）最大限度雄激素阻断：为同时去除或阻断睾丸来源和肾上腺来源的雄激素的治疗方法，常用的方法为去势加抗雄激素药物。抗雄激素药物主要有两大类：一类是类固醇类药物，其代表为醋酸甲地孕酮；另一类是非类固醇药物，主要有比卡鲁胺和氟他胺。

5. 前列腺癌近距离治疗　近距离治疗包括腔内照射、组织间照射等，是将放射源密封后直接放入被治疗的组织内或放入人体的天然腔内进行照射。前列腺癌近距离治疗包括短暂插植治疗和永久粒子种植治疗。后者即放射性粒子的组织间种植治疗，较常用，其目的在于通过三维治疗计划系统的准确定位，将放射性粒子植入到前列腺内，提高前列腺的局部剂量，而减少直肠和膀胱的放射剂量。

6. 试验性前列腺癌局部治疗　前列腺癌的局部治疗，除根治性前列腺癌手术、放射线外照射以及近距离内照射等成熟的方法外，还包括：前列腺癌的冷冻治疗、高能聚焦超声和组织内肿瘤射频消融等试验性局部治疗。与根治性前列腺癌手术和放疗相比较，其对临床局限性前列腺癌的治疗效果，还需要更多的长期临床研究加以评估和提高。

7. 前列腺癌的化疗　前列腺癌内分泌治疗中位缓解时间为18～24个月，之后进展成去势抵抗性前列腺癌，化疗是转移性去势抵抗性前列腺癌的重要治疗手段。对于去势抵抗性前列腺癌患者来说，多西他赛化疗仍然是标准的一线治疗方案。如果多西他赛治疗过程中或治疗后出现疾病进展，患者一般情况较好同时有适当的预期寿命，推荐采用卡巴他赛进行化疗。

8. 国外治疗前列腺癌的中草药　1996年起，在美国一种中草药混合制剂PC-SPES被用于一般方法治疗无效的前列腺癌，它不仅能缓解前列腺癌患者的临床症状，还能延缓前列腺癌的进展。PC-SPES是由黄芩、大青叶、三七、菊花、灵芝、冬凌草、棕榈子和甘草8味药组成的中药复方。

患者睾丸切除术后，诊断为前列腺癌D2期，这是一种去势治疗，这能够使睾酮的水平迅速下降，后服用氟他胺是为了最大程度的降低雄激素，治疗不佳后选择中医药治疗后发现症状减轻，肿瘤缩小。具体治疗请谨遵医嘱。

（四）预后与护理

·影响前列腺癌预后的因素有哪些？·

前列腺癌作为老年男性最常见的恶性肿瘤之一，其细胞生物学行为极不确定，不同病例之间的自然病程及预后有很大差异。有的患者短期内即死亡，而有的则预后很好，无需治疗，其中很重要的几个因素为年龄、临床分期和血清PSA水平等。

·前列腺癌患者如何进行随访？·

1. 常规随访内容　有关的临床症状、血清PSA、直肠指检。

2. 随访时间　在根治性手术后的前2年内，随访应该每3个月进行一次；2年后，每6个月随访一次；5年后，每年随访一次。接受内分泌治疗的患者应该每3个月随访一次。

3. 前列腺内分泌治疗后的随访　① PSA检测：治疗后3个月和6个月PSA水平下降情况，可以判断内分泌治疗的敏感性和反应的持续时间。治疗后3个月和6个月PSA水平越低则治疗有效的持续时间越长，但是15%～34%的患者前列腺癌出现病情进展，而PSA水平正常。② 肌酐、血红蛋白、肝功能检测、碱性磷酸酶。③ 骨扫描：内分泌治疗过程中出现PSA升高、骨痛者应进行骨扫描。④ 血清睾酮水平：少数患者LHRH类似物治疗后PSA水平不能将至去势水平（<50 ng/dL），建议使用LHRH类似物治疗后1个月、6个月复查睾酮。⑤ 代谢并发症检测：去雄激素治疗后因血清睾酮水平显著下降，可引发一系列相应并发症，包括：潮热、性欲减退、勃起功能障碍、男性乳房发育、骨质疏松、糖尿病、动脉硬化等。

· 前列腺癌患者日常护理有哪些注意事项？ ·

在日常护理方面，要使患者恐惧与焦虑减轻或消除；使患者尿路梗阻症状有所缓解；使患者经治疗后肿瘤进展控制，消耗减少，营养状态好转；要对患者潜在的放化疗不良反应做好有效的预防。

1. 饮食护理

（1）宜

1）宜多吃能增强免疫、抗前列腺癌的食物，如甲鱼、鲫鱼、海蜇、紫菜、芦笋、核桃、香菇等。

2）小便不畅疼痛者，宜多吃清热利尿软坚的食物，如冬瓜、西瓜、鲤鱼、芹菜、海带、薏苡仁、芋艿等。

3）平时饮食方面应以植物蛋白和植物脂肪为主，多吃水果、蔬菜、豆类和谷类，少吃动物脂肪和动物蛋白，如猪油、香肠、烤排骨、动物内脏、黄油、全脂牛奶、鸭肉、牛肉等，以降低血液中二氢睾酮的含量，降低患前列腺癌发生的可能性。

(2)忌

1)戒烟、酒、咖啡,忌霉变、油煎、肥腻的食物。

2)忌辛辣刺激食物和含有激素类的食物,如辣椒、花椒、蒜、姜、桂皮等及热性的羊肉、动物肾脏及鞭等。

2. 特殊护理

(1)进行适当体育锻炼:患者可根据自身体质情况,选择散步、游泳、打太极拳、练剑和慢跑等活动项目,运动量以不感到疲劳为度。

(2)防止并发症:由于前列腺癌患者一般体质较弱,往往伴有并发疾病,如上呼吸道感染、糖尿病、肺炎、肠炎和心脑血管疾病等,在康复期要进行积极治疗。

(3)精神饱满,情绪乐观:如精神高度紧张、情绪易于波动、情感上过于脆弱等都会造成食寝不安、身体抗癌能力下降,引起病情的恶化。

(4)注意饮食调节:前列腺癌患者在康复期要尽量促进食欲,饭菜清口,荤素搭配,粗精搭配,以易消化吸收为宜。进食时要心情愉快,不要偏食。每天宜多吃蔬菜,并限制糖和盐的摄入,这样既可预防癌症,又可保持心脏的健康。

·前列腺癌如何进行预防?·

(1)早检查,按时体检。

(2)提高对于前列腺癌的认识:前列癌的发病率越来越高,且年龄越大,发病率越高,80～90岁发病率最高。所以不能掉以轻心,要进行定期的体检,这是对自己负责,也是对家庭负责。

(3)遗传和种族因素影响罹患前列腺癌概率:遗传和种族能预先确定你罹患前列腺癌的概率。父亲和兄弟曾患有前列腺癌,那么你就应该在40岁时便开始进行体检。

(4)改正生活和饮食的不良习惯:久坐的生活习惯和高脂肪饮食都有可能诱发前列腺癌,坐位可使血液循环变慢,尤其是造成前列腺部慢性充血淤血;而脂肪摄入过多会增加体内雄激素水平,使前列腺受到更多的雄激素的刺激。

（5）搞清前列腺癌症状很关键：据前列腺癌基金会调查，大多数男性在前列腺癌早期不会出现任何症状，若在早期发现这种疾病，那么治愈的机会就很大。前列腺癌症状包括便频，尤其是在晚上；排便困难，小便疼痛；有灼热感；勃起困难，射精疼痛；尿液或精子中有血；后腰、臀部及大腿根经常疼痛或僵硬。

（五）中医知识

·中医是怎么认识前列腺癌的？·

在中医学中前列腺癌属于“血淋”“劳淋”“癃闭”等病证范畴。本病中医认为主要是由于湿热、瘀血阻于下焦，膀胱气化不利所致。发病关键在于下焦的肾、膀胱，与肺、脾、肝、三焦亦有密切联系。汉代张仲景在《金匮要略·消渴小便不利淋病脉证并治》中对淋证的症状作了描述：“淋之为病，小便如粟状，小腹弦急，痛引脐中。”《中藏经》根据临床表现不同，提出了八种淋证，包括劳淋，开创了淋证分类先河。《济生方·淋利论治》曰：“淋之为病，种凡有五，气、石、血、膏、劳是也。”首先提出血淋。巢元方《诸病源候论·诸淋病候》进一步阐发本病发生机制：“诸淋者，由肾虚而膀胱热故也。”“劳淋者，谓劳伤肾气而生热成淋也。”《丹溪心法》提出尿血和血淋的不同：“尿血，痛者为淋，不痛者为尿血。”并且提出血淋须分冷热虚实：“血淋一证，须看血色奋冷热。色鲜者，心、小肠实热；色瘀者，肾、膀胱虚冷。”“癃闭”一名，首见于《黄帝内经》：“膀胱不利为癃，不约为遗溺。”“膀胱病，小便闭。”《灵枢·本输》篇说：“三焦——实则闭癃，虚则遗溺。”阐明本病病位在膀胱，与三焦气化息息相关。张景岳在《景岳全书》中以及李用粹进一步归纳本病病因，认为与肺热、脾虚、肝强、肾亏等相关，并提出相应治法。

对本病辨证当分虚实。因湿热蕴结、瘀血内阻、肝郁气滞、肺热气壅所致者，为实证。因脾气不升、肾元亏虚所致者，为虚证。该病或由饮食失宜，情志失调，虚劳过度，年老体弱所致。

·中医如何诊断和治疗前列腺癌?·

中药处方请遵医嘱,请勿擅自服用。

1. 肾气虚亏型

主症:夜尿增多,尿意频繁,尿流变细,腰膝酸软,神疲畏冷,口干而不欲多饮。舌质淡或淡红,苔白或少苔,脉沉细或细软。

治法:益气补肾,温阳利水。

方药:六味地黄丸加味。熟地黄、泽泻、丹皮、茯苓、山茱萸、山药、黄芪、白术、桂枝、猪苓、白英、马鞭草等。

2. 湿热蕴积型

主症:小便不畅,尿流变细,排尿无力,滴沥不畅或癃闭,小腹胀满,小便色黄,大便溏软或秘结,腰酸肢痛,口干口苦。舌质红或紫暗,苔黄腻,脉滑数或细弦。

治法:清利湿热,散结利水。

方药:八正散合二妙散加减。黄柏、苍术、车前子、萹蓄、甘草、肿节风、瞿麦、白花蛇舌草、金钱草、土茯苓、龙葵等。

3. 瘀热内结型

主症:小便不利或滴沥不畅,小腹胀满,腰背或骨节疼痛,甚至剧痛难忍,口干舌燥,烦躁不安,或有发热,小便色黄,大便秘结或次数增多,里急后重。舌质红或绛或暗紫,苔黄或无苔,脉细数或细弦。

治法:清热解毒,化瘀散结。

方药:解毒化瘀汤加味。半枝莲、白花蛇舌草、败酱草、土茯苓、夏枯草、黄药子、泽兰、蒲黄、琥珀、枸杞子、绞股蓝、香附等。

4. 毒邪稽留、气阴两虚型

主症:小便不畅,淋漓疼痛,疲乏无力,贫血消瘦,面色无华,身痛气促,不思饮食,甚至卧床不起,口干口苦或不欲多饮。舌质淡红或干红少津或绛紫,脉沉细无力或细弱。

治法:培补气阴,解毒散结。

方药:八珍汤加减。太子参(或人参)、北沙参、白术、茯苓、甘草、熟地黄、当归、白芍、川芎、枸杞子、丹皮、鳖甲、黄精、紫河车、夏枯草、半枝莲等。

· 推荐给前列腺癌患者的食疗方有哪些？·

1. 黄芪薏苡仁粥

（1）材料：粳米100 g，黄芪30 g，薏苡仁30 g，红糖少许。

（2）烹制：黄芪洗净切成片，粳米、薏苡仁淘洗干净备用。粳米、黄芪片、薏苡仁放入锅中，加适量水，用大火烧沸，再用小火煮40分钟，熟时加少许红糖调味即可。

2. 马齿苋薏苡仁粥

（1）材料：薏苡仁30 g，马齿苋30 g。

（2）烹制：先将薏苡仁和马齿苋加水煮熟，再加少许红糖调味。

第十章　胰腺癌

第一节　经典病例

·病例摘要·

患者，张某（以下称“张女士”），女，89岁。因黄疸伴有消瘦，胃口差2个月余就诊，患者平素身健，无烟酒等不良嗜好。2个月前无明显原因出现黄疸、腹胀，家属带她去医院检查。

·检查·

1. 体格检查　身目黄染，腹部膨隆。

2. 实验室检查及其他辅助检查

（1）胆红素：265 μmol/L。

（2）上腹部CT：胰头部占位。

（3）穿刺病理：导管腺癌。

·诊断·

胰腺癌。

·治疗·

患者行经皮肝穿刺胆道引流（PTCD），解除胆道梗塞，黄疸消退，考虑患者高龄，家属放弃进一步全身化疗。定期随访，尚稳定。

·预后·

预后预期差。每月随访，尚稳定。

第二节 病例剖析

一、解剖学相关知识

胰腺在上腹位置较深，横卧于腹膜后，相当于第1～第2腰椎平面。分头、颈、体、尾四部分，十二指肠包绕胰头，颈部为头与体的移行部分，胰尾接近脾门（图10–1）。胰液从胰管流入十二指肠，胰管分主胰管和副胰管，绝大多数主胰管与胆总管汇合形成一个共同通道，开口于十二指肠乳头部，乳头内有Oddi括约肌。少数的主胰管与胆总管共同开口于乳头部，但两者之间有分割，更少数人分别开口于十二指肠。它们共同通道或共同开口，正是胆胰疾病相关联的解剖基础。

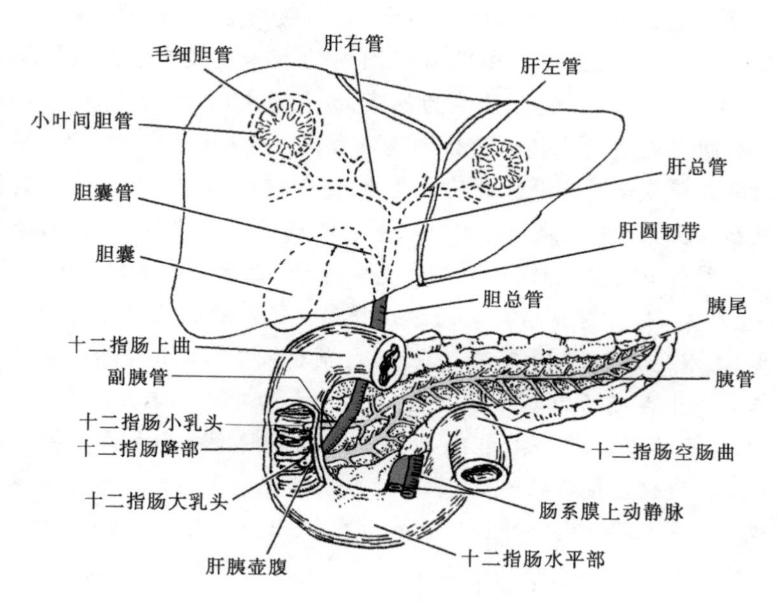

图10–1 胰腺解剖示意图

胰腺具有外分泌和内分泌两种生理功能。

1. 外分泌 由腺细胞和导管细胞产生胰液。每日分泌量为750～1 500 mL，主要成分是碳酸氢盐和多种消化酶，胰液的分泌受神经体液双重调节，以体液为主，当进食后促胃泌素、胆囊收缩素-促胰酶素和肠促胰液素等体液对胰液的分泌起重要的作用。

2. 内分泌　胰腺内分泌是无管腺，由胰岛组成，胰岛是大小不一、形状不定的细胞集团，散布在腺胞间，胰岛有多种细胞。其中B细胞产生胰岛素，A细胞产生胰高血糖素，G细胞产生胃泌素，D1细胞产生胰血管活性肠肽。此外，还有产生抑生长激素、胰多肽、5-羟色胺等物的细胞，胰岛病变会出现相应的内分泌失调，胰腺的外分泌出现障碍也可影响内分泌活动。

二、知识问答

（一）概述

·胰腺癌发病率如何？·

胰腺癌是指原发于胰腺的癌瘤，分为胰头癌、胰体癌、胰尾癌和全胰癌。胰腺癌发病率在世界范围内均有增高趋势，发病年龄以45～70岁为最多见，60岁左右为高峰，男女之比（1.7～2）：1。

胰腺癌是发生在胰腺部位的恶性肿瘤，从病理学角度来看，胰腺癌的恶性程度是所有恶性肿瘤中最为严重的，癌细胞具有非常强的侵袭性和转移性，胰腺癌的始发部位为胰腺的导管上皮组织，此后会逐步扩散到整个胰腺组织，一旦确诊是胰腺癌，往往治疗是非常困难的。5年生存率<1%，是预后最差的恶性肿瘤之一。胰腺癌早期的确诊率不高，手术死亡率较高，而治愈率很低，预后极差。未接受治疗的胰腺癌患者的生存期约为4个月，接受旁路手术治疗的患者生存期约7个月，切除手术后患者一般能生存16个月。早期诊断和早期治疗是提高和改善胰腺癌预后的关键，手术后应用放化疗等辅助治疗可提高生存率。对手术辅助化疗并加用放疗的患者，其2年生存率可达40%。

胰腺癌的病因至今尚未完全清楚。大多数胰腺癌发生在65岁以后，吸烟是胰腺癌的致病危险因素，可以增加胰腺癌的发病概率2～3倍。同时胰腺癌的发病还与高胆固醇、高脂肪饮食以及接触环境中某些化学致癌物如亚硝酸胺类有关。

在糖尿病患者中胰腺癌的发病率比普通人高1倍。

大多数的胰腺癌患者并没有相关的家族史，但是大约有十分之一的患者是有一定的遗传性的。每一名直系亲属发生了胰腺癌，那么家族中其他成员罹患胰腺癌的发病风险就会增加40%以上。对于家族中有患胰腺癌的朋友，需要引起一定的注意和重视，建议定期到医院进行全面的体检，特别是胰腺癌的相关筛查。胰腺癌的发生与胰腺炎是有一定关联的。胰腺癌的发病因素之一，就是慢性胰腺炎。急性胰腺炎可以转变为慢性胰腺炎，慢性胰腺炎的患者有长期的脂肪泻、腹部隐痛、恶心、呕吐等症状，慢性胰腺炎虽然不足以致命，但是可以转变为胰腺癌，从最开始的胰腺导管上皮开始，继而波及整个胰腺组织出现癌变，所以可以认为慢性胰腺炎是胰腺癌的前奏曲，需要积极地治疗，否则就很容易恶化。

·胰腺癌有哪些临床表现？·

本章经典病例中的患者张女士平素身健，无烟酒等不良嗜好。因出现黄疸、腹胀，才去医院检查。那么，对于胰腺癌会出现什么表现呢？

对临床出现下列表现者应引起重视。

（1）不明原因的上腹部不适或腹痛，位置较深，性质也较模糊，与饮食关系不明确。

（2）进行性消瘦和乏力。

（3）不能解释的糖尿病或糖尿病突然加重。

胰腺癌的临床症状主要取决于癌肿的生长部位，周围器官是否受累及有无并发症出现等。胰腺癌浸润或压迫胆总管时常较早出现黄疸，易被发现。而胰体、尾部癌早期几乎无明显症状，通常胰腺癌患者有食欲缺乏、恶心呕吐、腹泻或便秘。大多数患者有体重减轻，有上腹痛或腰背痛者占2/3。但此时病期已晚，大约10%的患者在病程中有发热出现，部分中晚期患者还可出现血栓性静脉炎、症状性糖尿病及精神症状。体征上可出现明显消瘦，部分患者有皮肤及巩膜黄疸，约50%的患者有肝大，胆囊肿大见于部分已出现黄疸的病例。由于胰腺的位置较深，胰腺癌患者一般不易摸到肿块，一旦摸及肿块则表示病程已属晚期。

（二）检查与诊断

·有哪些检查可以帮助诊断胰腺癌？·

张女士就诊时做了不少检查，通过什么检查能确诊胰腺癌呢？

1. 影像学检查　在检查上B超为首选检查项目，CT的诊断阳性率高，近年来较提倡在B超或CT引导下行经皮细针穿刺活检或经内镜逆行性胰、胆管逆性造影（ERCP）对胰腺癌的诊断效果较好。

2. 上消化道癌相关抗原实验室检查　上消化道癌相关抗原（CA19-9）被认为是诊断胰腺癌的肿瘤标志物。其敏感性为81%，特异性为91%～95%。但主要见于癌肿已转移或不可切除的患者，在早期或局灶性胰腺癌中仅3%为阳性。

（三）治疗

·胰腺癌有哪些治疗方法？·

胰腺癌的治疗主要包括手术治疗、放射治疗、化学治疗、介入治疗及靶向治疗等。综合治疗是任何分期胰腺癌治疗的基础，但对每一个病例需采取个体化处理的原则，根据不同患者身体状况、肿瘤部位、侵及范围、黄疸以及肝肾功能状况，有计划、合理地应用现有的诊疗手段，以达到根治、控制肿瘤，减少并发症和改善患者生活质量的目的。

1. 手术治疗　手术是唯一可能根治的方法。早期胰腺癌应争取作根治术，对无法作根治性切除者应酌情行姑息手术，分流胆汁或解除肠道梗阻，以减轻黄疸，提高患者的生存质量。但是因胰腺癌的早期诊断困难，手术切除率低，术后五年生存率也低。

2. 放疗　胰腺癌是对放射性治疗敏感性较低的肿瘤，故无显著治疗价值。

3. 介入治疗　胰腺癌可以行介入治疗，但要严格掌握适应证。

介入治疗的适应证有以下几种。

（1）影像学检查估计不能手术切除的局部晚期胰腺癌。

（2）因内科原因失去手术机会的胰腺癌。

（3）胰腺癌伴肝脏转移。

（4）控制疼痛、出血等疾病相关症状。

（5）灌注化疗作为特殊形式的新辅助化疗。

（6）术后预防性灌注化疗或辅助化疗。

（7）梗阻性黄疸(引流术、内支架置入术)。

4. 化疗　胰腺癌行化学治疗的目的是为了延长生存期、改善生活质量及提高手术等其他治疗的效果，包括手术后的辅助化疗以及针对未接受根治性治疗患者的姑息化疗。近年来，在一些大型的胰腺癌治疗中心，术前以提高和改善手术切除率为目的的新辅助化疗也有较多的临床应用。

5. 生物靶向治疗　由于胰腺癌的治疗有效手段匮乏，研发新型的抗胰腺癌药物这一问题亟待解决。目前，大量关于胰腺癌的靶向治疗药物正在临床试验中，如以血管内皮生长因子和表皮生长因子为靶点的靶向抗癌药，以及针对肿瘤环境下的免疫系统的肿瘤疫苗等，希望以此获得更佳的临床疗效。相比于传统化疗，靶向药物表现出较低的毒性及更佳的耐受性。

（四）预后与护理

·胰腺癌患者如何进行随访？·

定期随访和进行相应检查，治疗后2年内每3个月、2年后每6个月随访一次，复查血常规、肝肾功能、血清肿瘤标志物、腹部CT、腹部B超、胸部X线检查，直至5年以后每年复查1次，复查血常规、肝肾功能、血清肿瘤标志物、腹部CT、腹部B超、胸部X线检查。

·胰腺癌患者日常护理有哪些注意事项？·

1. 饮食护理

（1）适宜

1）就餐要有规律性，一日三餐至五餐，不要不停地吃零食，这样会引起胰腺不停分泌胰液，加重胰腺的负担。

2）饮食要合理搭配，注意糖类、脂肪和蛋白质的比例，要以糖类为主，脂肪和蛋白质要适宜。

3）要食用宜消化的蛋白质，如瘦肉、鸡蛋和鱼，要采用合理的烹调方法，以煮、炖、熬、蒸、溜、汆等方法，防止过分油腻、增加胃肠道的消化负担，胰腺过度的分泌胰腺，出现腹泻、上腹部饱胀等症状。

4）应进软食、少渣、低纤维、无刺激性食物，避免吃易产气的食物，如红薯、玉米、高粱、豆类、卷心菜、黄瓜、青椒等，不饮汽水、啤酒等；注意饮食卫生，防止胃肠道感染；多饮水，如出现顽固性腹泻，可以服用消化酶或者是肠道有益菌群，如双歧杆菌三联活菌散等，如腹泻丢失的水分过多，若病情需要可静脉输液，避免出现水、电解质平衡失调。

（2）禁忌

1）忌油腻性食物及高动物脂肪食物，如肥肉、羊肉、肉松、贝类、花生、核桃、芝麻、油酥点心等。

2）忌暴饮暴食、饮食过饱，蛋白质、糖也要适当控制。

3）忌烟、酒及酸、麻、辛辣刺激性食物，如葱、蒜、姜、花椒、辣椒等。

4）忌霉变、油煎炒炸、烟熏、腌制食物，如咸鱼、腌菜、核桃、花生、葵花子、芝麻、油炸食物、油酥点心、奶油、雪糕等。

5）忌坚硬、黏滞不易消化食物，粗糙纤维（韭菜、芹菜等）多对肠道刺激的食物也应忌食。

2. 特殊护理

（1）晚期胰腺癌出现疼痛：疼痛是胰腺癌最常见的症状之一。首先需要明确疼痛的原因，对于消化道梗阻等急症常需请外科协助。其次要明确疼痛的程度，根据患者的疼痛程度，按时、足量口服阿片类止痛药。轻度疼痛可口服吲哚美辛、对乙酰氨基酚、阿司匹林等非甾类抗炎药；中度疼痛可在非甾类抗炎药的基础上联合弱吗啡类如可待因，常用氨芬待因、洛芬待因等，每日3～4次；重度疼痛应及时应用口服吗啡、羟考酮，必要时请放射治疗科协助止痛；避免仅仅肌肉注射派替啶等。

(2)晚期胰腺癌的营养：晚期胰腺癌患者中营养不良的发病率相当高，部分进展期胰腺癌患者常有恶病质征象，表现为食欲缺乏、进行性体重下降、贫血、低蛋白血症等。部分胰腺癌患者在放疗期间往往出现口干、咽痛、下咽困难等，可采用半流质饮食，化疗患者容易出现消化道反应，如恶心、呕吐、腹泻，有的还有肝肾功能损害，可采用少渣半流质饮食，也可以配以营养丰富的副食。如伴有腹泻，要避免食用容易引起腹绞痛或胀气的食物。

(五)中医知识

· 中医是怎么认识胰腺癌的？·

胰腺癌属于中医学的“癥积”“积聚”“黄疸”“肝积肥气”“脾积痞气”等病证范畴。

中医认为邪重正虚、克伐过胜、正不抗邪为胰腺癌的发病重要因素。

饮食所伤：饮食失节、饥饱失宜，损伤脾胃，脾失健运，不能输布水谷精微，湿浊凝聚成痰，痰阻气机，血行不畅，脉络壅塞，痰浊与气血搏结，乃成本病。

七情内伤：情志抑郁，肝气不舒，脏腑失和，气机阻滞，脉络受阻，血气不畅，气滞血瘀，日积月累而成。

脾胃虚弱：脾虚生湿、脾湿郁困，久则化热，湿热蕴结，日久成毒，全身发黄，形成脾胃湿热，病程迁延，气滞血瘀、瘀毒内结形成肿块。

脾肾两虚：脾阳之虚不能充养肾阳，而由脾及肾，肾阳虚衰不能温养脾阳，由肾及脾，使脾肾阳气俱伤，正气虚损。湿浊内聚，阻滞气机，气血瘀滞，积块乃成。

· 中医如何诊断和治疗胰腺癌？·

中药处方请遵医嘱,请勿擅自服用。

根据胰腺癌的临床证候表现，将其辨证分型可分为：湿热毒盛型、气滞血瘀型、湿浊阻遏型及气血亏损型。

1. 湿热毒盛型

主症：发热烦渴，上腹胀满，胁下刺痛，深压可扪及肿块，黄疸色深，甚则呈暗绿色，皮肤瘙痒，恶心呕吐，大便秘结，或呈白色，小便短赤。舌苔黄腻而干，脉弦数。

治法：清热解毒利湿。

方药：黄连解毒汤、龙胆泻肝汤加减。龙胆草、栀子、黄芩、黄连、黄柏、茵陈、生地黄、柴胡、丹参、大黄、金钱草、土茯苓、薏苡仁、茯苓、郁金、车前子、黛蛤散。

随症加减：腹块或胁下肿块者加岩柏、夏枯草、菝葜、石见穿。

2. 气滞血瘀型

主症：脘腹痛累及腰背部，疼痛可为持续性疼痛，或为阵发性剧痛，夜间尤甚，恶心呕吐、纳食呆钝，触及腹部肿块或胁下肿块，面色黝黑、羸瘦乏力。舌苔厚腻，舌质紫暗，边有瘀斑、脉细涩或弦数。

治法：行气化瘀，软坚散结。

方药：膈下逐瘀汤加减。丹参、丹皮、桃仁、红花、莪术、三棱、八月札、岩柏、木香、炮山甲。

随症加减：腹痛甚者加川楝子、延胡索、望江南、徐长卿、制乳香、制没药。恶心呕吐者加旋覆花、代赭石、丁香、柿蒂。

3. 湿浊阻遏型

主症：神疲乏力，胸腔痞闷，头重身困，恶心欲呕，纳呆，腹部隐痛，身目俱黄，面色晦暗，口干不欲饮，大便溏薄，舌质淡，苔白腻，脉沉细或沉迟。

治法：健脾利湿，化浊解毒。

方药：茵陈五苓散加减。茵陈、猪苓、茯苓、白术、泽泻、桂枝、菝葜、陈皮、法半夏、石见穿、山慈姑、甘草。

随症加减：脾阳不振、寒湿阻遏明显者，加制附片10 g，干姜3 g。湿邪郁而化热者，加木通10 g，黄芩10 g，薏苡仁20 g。

4. 气血亏损型

主症：腹胀隐痛，扪及包块，纳差，倦怠乏力，全身消瘦，面色萎黄。舌质淡，或有瘀点，瘀斑，苔薄白，脉沉细。

治法：益气养血，化瘀散结。

方药：十全大补汤加减。生黄芪、党参、当归、炒白术、熟地黄、茯苓、猪苓、鸡血藤、制鳖甲、枸杞子、浙贝母、炮山甲、甘草。

随症加减：兼脾虚湿困者，加薏苡仁、砂仁、陈皮、半夏；积块日久，阴伤甚而舌红无苔脉细数者，加生地黄、北沙参、石斛；呕血、便血等，加槐花、地榆炭、大黄粉。

· 推荐给胰腺癌患者的食疗方有哪些？ ·

1. 金橘猪肚汤

（1）材料：金橘根30 g，猪肚200～250 g。

（2）烹制：金橘根，猪肚切成小块，加适量水煮汤，调味后饮汤食肚。

2. 小米山药粥

（1）材料：山药40 g，小米50 g。

（2）烹制：先将刮去外皮的山药切片晒干，每次取30 g，小米50 g，砂糖适量，同置砂锅内，用文火煮至粥开汤稠，表面有粥油为度。早晚餐温热服食。可长期服用。

3. 鳕鱼花生猪骨汤

（1）材料：猪骨500 g，花生仁（生）100 g，鳕鱼150 g，色拉油30 g，淀粉（豌豆粉）15 g，大葱20 g，姜5 g，盐10 g，黄酒15 g，香菜5 g，胡椒粉1 g。

（2）烹制：锅内放猪骨、葱结（葱打结）15 g，姜、盐、黄酒和清水5碗，先用大火煮沸，再用小火炖至骨头汤浓。滤出清汤后，加入花生仁，小火煮至软熟。将鳕鱼肉切成厚片，粘些淀粉备用。炒锅加入油烧热，将鳕鱼肉放下两面煎黄。把鱼片放入汤中煮上片刻，撒上葱花5 g即可。

主要参考文献

昂秋青，王祖承．肿瘤与抑郁症．国外医学·精神病学分册，2000，27（3）：136–139．

白秀萍，江莉．卵巢癌（专家与您面对面）．北京：中国医药科技出版社，2015：26–28.

陈焕朝，李宏．肝癌的治疗与康复．湖北：湖北科学技术出版社，2016：76–78.

丁金，项利娟，余利荣，等．上消化道疾病患者幽门螺杆菌感染调查分析．中华医院感染学杂志，2015，25（19）:4356–4364.

郭中宁，杨宇飞，战淑珺，等．肿瘤患者就诊指南系列·专家帮您解读乳腺癌.2版．北京：人民卫生出版社，2014：40–45.

黄天资，王素珍，袁媛，等．影响肺癌患者生存期的相关因素分析．护理研究，2016，30（11）：4033–4036.

江学庆，陆涤宇．实用甲状腺癌诊疗．北京：人民卫生出版社，2015：185–195.

李中信，贾漪涛．胃癌的多样性（病因诊断和治疗），北京：人民卫生出版社，2007：90–96。

刘真．别让乳腺癌盯上你．北京：中国医药科技出版社，2015：65–68.

宋杰，陈凤格，赵伟，等．胃癌的发病率现状与治疗研究进展．中国慢性病预防与控制，2016，24（9）：704–707.

岳娟，刘菲，李艳红．卵巢癌早期诊断的血清肿瘤标记物研究进展．

国际妇产科学杂志,2015,42(5):560–563.

张海龙. 分化型甲状腺癌的手术治疗方法与效果. 中国医药指南,2016,7(14):167.

张捷,胡海凌. 肿瘤、抑郁与免疫. 现代康复,2001,5(20):119.

赵平,张宗久. 恶性肿瘤规范化、标准化诊治丛书——乳腺癌分册. 人民卫生出版社,2011:14–15.

Brearley SG, Stamataki Z, Addington-Hall J, et al. The physical and practical problems experienced by cancer survivors: a rapid review and synthesis of the literature. Eur J On col Nurs, 2011, 15(3): 199–288.

Herget KA, Patel DP, Hanson HA, et al. Recent decline in prostate cancer incidence in the United States, by age, stage, and Gleason score. Cancer Medicine, 2016,5(1):136–141.

Kohler BA, Sherman RL, Howlader N, et al. Annual report to the nation on the status of cancer, 1975–2011, featuring incidence of breast cancer subtypes by race/ethnicity, poverty, and state. J Natl Cancer Inst, 2015,107(6):1–25.

National Lung Screening Trial Research Team, Aberle DR, Adams AM, et al.Reduced lung-cancer mortality with low dose computed tomographic screening. N Engl J Med,2011,365(2):395–409.

Siegel RL, Miller KD, Jemal A.Cancer statistics, 2015. CA Cancer J Clin,2015, 65:5–29.

Zheng R, Zeng H, Zhang S, et al. National estimates of cancer prevalence in China, 2011. Cancer Lett, 2016, 370(1):33–38.

主 编 信 息

钟蕙，上海中医药大学附属上海市中西医结合医院肿瘤科主任，主任医师，教授，硕士生导师。

本科毕业于上海中医药大学医疗系，并先后取得中医学硕士学位、中医学博士学位，为肿瘤分子药学访问学者（美国）。1999～2010年曾在美国田纳西州立大学从事肿瘤的临床和科研工作。曾先后师从复旦大学附属华东医院中医专家乔仰先教授、复旦大学附属妇产科医院中西医结合专家李超荆教授、上海中医药大学附属龙华医院中医肿瘤专家刘嘉湘教授、上海中医药大学附属龙华医院中医内科专家陈湘君教授、原上海中医药大学附属曙光医院院长石印玉教授、上海中医药大学附属岳阳医院中医内科专家严可斌教授。2011年全国第四批名老中医继承班毕业后，长期担任国医大师刘嘉湘教授工作室成员。2015年毕业于第三批全国优秀中医临床人才研修项目培训项目。现为世界中医药学会联合会肿瘤经方治疗研究专业委员会常务理事，中国肿瘤微创治疗技术创新战略联盟中西医结合微创专业委员会第一届委员会常委；世界中医药学会联合会络病专业委员会理事；中国抗癌协会肿瘤传统医学委员会委员；中国医师协会中西医结合医师分会肿瘤病学专家委员会执行委员会委员；上海中西医结合学会肿瘤分会副主委；肿瘤姑息与康复治疗委员会委员；中国中医药学会肿瘤分会常委；上海中医药学会肿瘤分会会员。中国老年学学会老年肿瘤专业委员会中西医结合分委会常务委员，中国老年学学会老年肿瘤专业委员会执行委员会委员。上海中医药大学少数民族联委员、上海中医药大学民盟委员、上海市黄浦区少数民族联会委员。承担部局级课题3项，国际合作课题1项，参与国家、省部级课题十余项。发表学术论文40篇，其中第一作者与通讯作者13篇，SCI3篇，参与《现代中医肿瘤学》《晚期肿瘤的中医治疗》《中医肿瘤辨病专方》《中医肿瘤学》（英文版）《肿瘤学》（研究生教材）等编写工作。申请和授权国家发明专利2项。招收、培养研究生11名。

· 擅长领域 ·

擅长中西医结合恶性实体肿瘤（中医中药治疗、化疗、内分泌治疗等），尤其擅长消化道肿瘤、妇科肿瘤。对消化道肿瘤形成过程中的中医病因病机进行了深入的研究，并能在临床上采用中西医结合的方法进行应用，对于术后患者能有效降低术后复发与转移，对于化疗的患者能起到增加疗效和减轻不良反应的作用，显著改善患者生活质量。对于中医食疗也进行了细致的研究。

· 门诊时间 ·

专家门诊：周二上午；特需门诊：周四上午。